「食いしばり」をなくせば頭痛・肩こり・顎関節症はよくなる!

西村育郎 Ikuo Nishimura

現代書林

はじめに――「食いしばり」の問題に気づいてください――

2014年9月、『「食いしばり」をやめれば不調はよくなる！』を出版しました。この本は、不定愁訴と食いしばりを取り上げた日本初の本だと自負しています。

予想以上の反響があり、雑誌からも取材を受けました。これまでもWebサイトを見て遠くから受診される患者さんはいましたが、「本を読みました」と、宮城県などの他県からも患者さんが多く来院されました。

動画共有サービスの「YouTube」でも、ある芸人さんが、私の治療をネタに取り上げてくれました。そのYouTube上の動画を見て、「私の症状と一緒だ」と来院された方もいます。

講演会もやらせていただきました。2回講演で400人以上が参加され、そのうちの100人以上が治療に来院されました。ラジオで紹介されると、半日で500人以上から電話がありました。

患者さんは、答えを切実に求めている——。

改めて、この感を強くしたものです。

原因不明、病名がつかない状態を抱えて病院めぐりをしていると、ほとんどの人は症状が悪化してしまいます。強い不安が精神的ストレスとなり、睡眠障害を起こしたり、うつ状態など精神的なものにまで進行してしまうケースも少なくありません。

原因を取り除かなければ、症状が消えることはありません。

私が独自に研究・開発した「西村式歯科治療」は、さまざまな不調の原因である食いしばりをなくします。この治療は対症療法ではなく、原因療法です。

独自開発した夜用スプリントと昼用マウスピースを用い、食いしばりをなくす——。

詳しくは本文でお話ししますが、これが西村式歯科治療です。

食いしばりは、不定愁訴の原因になるだけではありません。顎関節症をはじめ、実にさまざまな症状や病気の引き金にもなります。食いしばりを直せば、そうした症状・病気のリスクを減らすことができます。

前回の本から、3年が経過しました。本書は改訂新版ですが、その間に勉強したことや、みなさんに新しくお伝えしたいことも出てきました。たとえば、昼の食いしばりです。

そのため、構成も一変させました。「食いしばりによる症状・病気」について、「なぜ、食いしばるのか?」という根本的な問題、それに食いしばりと深い関係がある「姿勢」のセルフケアについて、それぞれ1章を割きました。

こうした構成にしたため、より読みやすく、わかりやすい内容になっているはずです。

不定愁訴の原因は、食いしばりにある。食いしばりをやめないと、さまざまな病気のリスクが高まる。そのことをもっと多くの人に知ってもらい、その解決に向けての第一歩を踏み出してもらいたい——。

それが改訂版を出版した私の願いです。本書がその役割を果たし、一人でも多くの方がつらい毎日から解放されることを願っています。

2017年10月

医療法人 西村歯科　理事長
西村 育郎

目次 ——Contents——

第2章　食いしばりは、こんな症状・病気の引き金になる

第3章　なぜ、あなたは食いしばってしまうのか？

第4章　短期間で症状が劇的に改善する「西村式歯科治療」

第5章 【臨床例】食いしばりが直り、病気・不調が改善した!

第6章　姿勢を正し、食いしばり習慣の根っこを取る簡単セルフケア

付章 患者さんのための「よりよい歯科医療」を求めて

※本書は2014年に弊社より出版された『「食いしばり」をやめれば不調はよくなる!』の改訂新版です。

第1章

「食いしばり」をやめないと、不定愁訴はよくならない

不定愁訴は原因不明？　いえ、原因はあります

いま、「不定愁訴」で悩む患者さんが急増しています。

明らかに身体に不調をきたしているにもかかわらず、検査をしても何の異常も見つからない状態……。

これが、不定愁訴です。

慢性的な倦怠感や疲労感、頭痛、関節痛、筋肉痛、頭重感、耳鳴り、動悸、めまい、肩や首の凝り、顔の紅潮、腰痛、不眠や眠りが浅いといった睡眠障害、イライラ、手足の熱感、頻脈、目や口の渇き、吐き気……。

その症状は、実に多岐にわたります。

こうした症状を抱え、体調が悪いまま、仕事も家事もかろうじてこなしているという人が急増しています。いまや、何も問題なく毎日元気いっぱいという人のほうが珍しいのではないでしょうか？

「検査結果に異常はないので、病気ではありません。原因はわかりません」

具合が悪くて病院を受診しても、こう診断されてしまいます。患者さんとしてはそれ以上、何も言うことができません。

「気のせいじゃないですか？」

なかには、患者さんを傷つけるような言葉を投げつける医師すらいます。それでも症状を訴えると、だいたいパターンは決まっています。

「では、心療内科で診てもらってください」

こうして心療内科に回されると、抗うつ剤が待っています。

不定愁訴で私の歯科医院を訪れる患者さんは、内科、耳鼻咽喉科、口腔外科、整形外科、脳神経外科、循環器科、心療内科、精神科など、ありとあらゆる科を回っています。

これでは、まるで患者さんがたらい回しにされているようなものです。

このようなことになるのであれば、「いっそのこと、はっきり何かの病気であると診断されたほうがましだ」とさえ思ってしまいますね。病気と診断されてホッとするなど、おかしな話ですが……。
原因のない症状や病気はない。不定愁訴にも、原因がある――。
私はこう考えています。

不定愁訴の原因のうち、食いしばりは最大の原因になる――

不定愁訴には、一般的に大きく4つの原因があると考えられています（図1）。

①食いしばり（歯ぎしり）
②噛み合わせ
③精神的問題
④生活習慣

この4つが不定愁訴の原因ですが、この4原因があっても、耐久力の枠内であれば症状は出ません。ところが、4つのうちどれか1つでも大きくなれば、耐久力の枠を超えて症状が現れてしまいます（図2）。

この4原因のうち、歯科で治療として扱えるのは「食いしばり」と、「噛み合わせ」です。「精神的問題」と「生活習慣の改善」は、患者さん自身で気をつけていただく必要があります。

精神的問題では、できる限りストレスを抱え込まないこと。あるいは、運動などを行って精神の安定をはかることです。

生活習慣の改善では、歩き方、靴の履き方、枕の高さなどを生活の中で意識し、実行することです。私の歯科医院では、こうした生活習慣の改善の指導も行っています。

ここで、一つ考えていただきたいことがあります。

精神的問題にしても、生活習慣にしても、それらは食いしばりと深い関係にある――。

図1　不定愁訴4つの原因

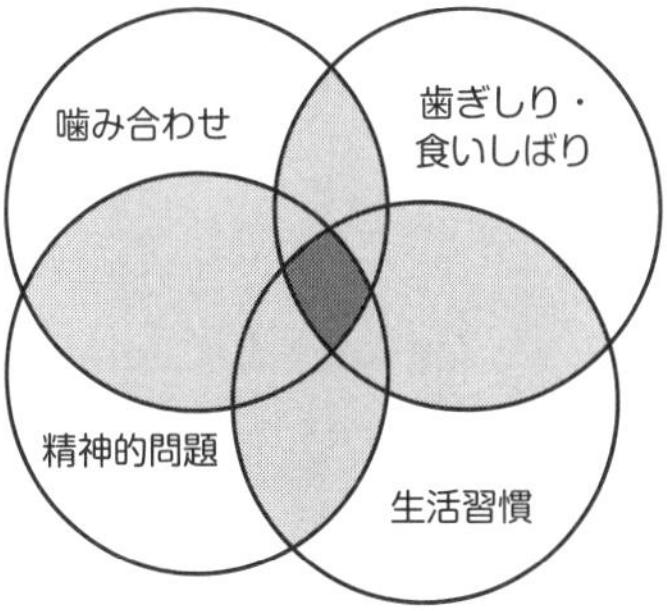

不定愁訴の4つの原因はともに影響し合っている

図2　耐久力の仕組み

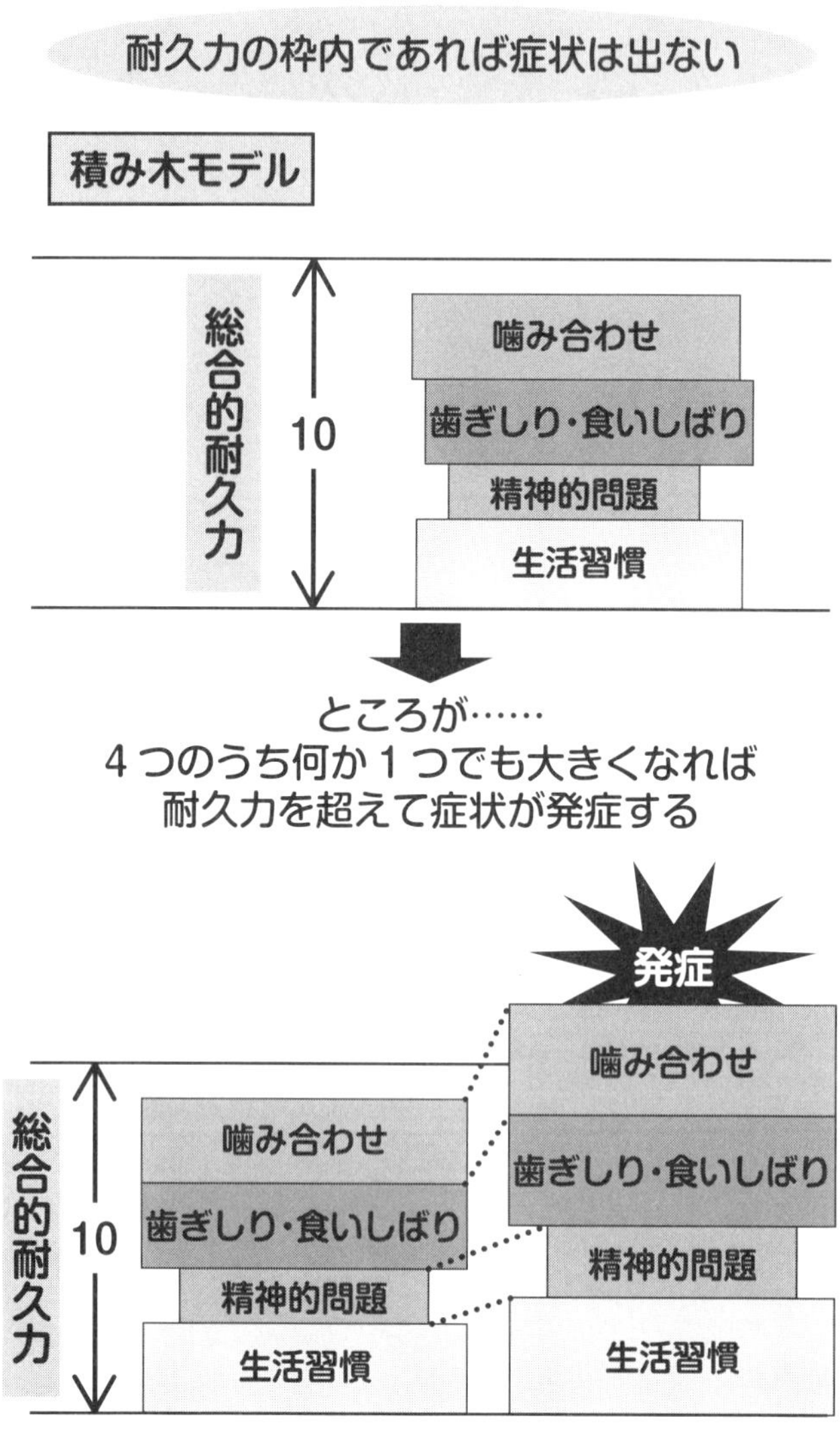
耐久力の枠内であれば症状は出ない
積み木モデル
総合的耐久力
10
噛み合わせ
歯ぎしり・食いしばり
精神的問題
生活習慣
ところが……
4つのうち何か1つでも大きくなれば
耐久力を超えて症状が発症する
発症
総合的耐久力
10
噛み合わせ
歯ぎしり・食いしばり
精神的問題
生活習慣
噛み合わせ
歯ぎしり・食いしばり
精神的問題
生活習慣

これが、考えていただきたいことです。

精神的問題、なかでもストレスは食いしばりの大きな原因になります。悪い生活習慣は身体のバランスを崩し、これも食いしばりの原因になります。

不定愁訴の最大の原因は、食いしばりにある――。

いま不定愁訴の4原因を紹介しましたが、私はこう確信しています。

現実に、私の歯科医院では、食いしばりを直すことでほとんどの人の不定愁訴は消えています。この現実が、食いしばりが不定愁訴の大きな原因であることを雄弁に語ってくれています。

噛み合わせは原因ではなく、結果と考えられる

「噛み合わせの話が抜けています。不定愁訴と噛み合わせは関係ないのですか？」

きっと、こう突っ込みたい人もいるでしょう。

20年ほど前から、噛み合わせと不定愁訴の関係が話題になり始めました。

不定愁訴には、噛み合わせが関係している……。

この10年、Ｗｅｂサイトでこう紹介している歯科医師が増えています。

全身の不調と噛み合わせは無関係ではないにしても、絶対にそうだとは言い切れないところがあります。

なぜなら、明らかに噛み合わせが悪いのに、まったく元気で何の問題もないという方も少なくないからです。その割合は、ともすれば２人に１人です。つまり、噛み合わせが原因で不定愁訴になる確率は五分五分というわけです。

かくいう私も、数年前まで、原因は絶対に噛み合わせにあると信じていました。

噛み合わせが悪いのに、なぜ症状が出る人と出ない人がいるのか……。

信じていながら、この疑問にぶつかりました。ここを突き詰めていった結果、症状が出る人には必ず「食いしばり」があることに気づいたのです。

噛み合わせが原因ではなく、食いしばりがある場合に不定愁訴が起こる――。

不定愁訴を考え続け、私が到達した結論です。

食いしばりがあったために不定愁訴が起きたのか。身体の歪みなどが原因で噛み合わせが悪くなり、食いしばるようになって不定愁訴が生じるようになったのか……。

患者さんは、悪くなってから治療に訪れます。その人の不定愁訴の出発点が何だったかは、なかなか判断できないところです。

しかし、噛み合わせが悪くても、不調と無縁の人がいます。そのことを思えば、そもそも食いしばりがあったのではないかと考えられます。つまり、噛み合わせは結果と考えられるのです。

「食いしばり」と「歯ぎしり」は同じものと考える

「私は、歯ぎしりがあるようです。食いしばりと歯ぎしりは違うんですか、それとも同じなんですか?」

患者さんのなかに、こんな質問をする方もいます。

「歯ぎしり」は、歯と歯をこすり合わせることです。

本人は気づいていませんが、寝ている間にギリギリと音がするような激しい歯ぎしりをする人もいます。食いしばり同様、歯がボロボロになったりします。

では、なぜ人は歯ぎしりをするのでしょう？

実は、歯ぎしりというのは呼吸を確保するための行動なのです。顎を前に出してギシギシと歯を左右にずらすと、気道が確保できて呼吸がしやすくなります。実際にやってみれば、その感じがよくわかると思います。

もう一つ重大な問題は、歯を削ってしまうことです。「歯ぎしりは歯の高さが合っていないために起きている」と判断し、高さを調整するために歯を削ってしまう歯科医師が少なくありません。しかし、歯を削って噛み合わせが低くなると、よけいに食いしばってしまいます。

私の歯科医院を訪れた患者さんのなかにも、他院で歯を削られ、よけいに症状が悪化した方がいました。それもかなりの数に上ります。

歯科医師のなかには、食いしばりと歯ぎしりを分けて考える人もいます。私は、この2

つを分けて考える必要はないと考えています。

上下の歯を食いしばらないと、歯ぎしりはできない。歯ぎしりをする人は、まず食いしばりがある――。

私はこう考えているからです。

試しに、上下の歯を合わさずに歯ぎしりをしてみましょう。どれほど器用な人でも、食いしばらないと歯ぎしりはできないはずです。

「食いしばり」という言葉が出たときには、そこに歯ぎしりも含まれる――。

この後、「食いしばり」と表現するときは、「食いしばり（歯ぎしり）」と解釈してください。

寝ている間の食いしばりで100キロ以上の力がかかる!

不定愁訴の最大の原因は、食いしばりにある――。先にこう言いました。

通常、上下の歯が接触するのは、食事のときや唾液を飲み込む瞬間だけで、1日のうち、せいぜい20分という短い時間に過ぎません。

24時間のうち、たったの20分とは驚きです。しかし、これが自然な状態なのです。

このことが何を意味するかというと、上下の歯が接触し続けるのは、それだけで「大きな負担」になるということです。そもそも、人間の歯というものは、長時間接触するようには作られていないのです。

普段から私たちは、何気なく食べ物を噛んでいます。この噛む力（咬合力）は、思いがけないほど大きな力です。

硬いものを噛むとき、私たちはどれくらいの力を使っているでしょうか？

スルメやビーフジャーキー、硬いおせんべいなどを食べたときの最大咬合力は約30キロと言われています。イワシの丸干しで約20キロ以上と言われています。ハンバーグでも約2キロ、ラーメンの麺でも約1キロです。

小さな歯に、それほど大きな力が加わっているのです。しかし、夜の食いしばりはその比ではありません。

夜の食いしばりは、何と100キロ以上！

そんな力で噛んでいるため、顎や首、肩などが痛くなっても当然です。食いしばりが不定愁訴の原因になっても、決して不思議はないのです。

食いしばりによる大きな力が、身体のバランスを崩す

なぜ、食いしばりは悪いのか？

ここが、大きな問題になってきます。

食いしばる力が、身体のバランスを崩す……。

ここにこそ、食いしばりの最大の問題があります。いまお話ししたように、夜の食いしばりでは100キロ以上のものすごい力がかかっているからです。

噛むための筋肉は、首や肩の筋肉と連動しています。食いしばりがあると噛むための筋肉が疲労したり、硬直したりし、筋肉がアンバランスになってきます。

そのことから主に頭、首、肩、背中にかけての筋肉が緊張します。

私たちの身体は、そのアンバランスを解消しようとします。そのため首を傾けたり、片

方の肩を上げたりするようになります。そうしたことがやがて習慣になり、次第に背骨にひずみが生じます。

人間の背骨は、24個の椎骨（背骨）からなっています。背骨がひずむと身体のバランスが崩れ、神経が圧迫され、不快な症状が出てきたり、さまざまな病気が起こります。

背骨を横から見ると、ゆるやかなS字カーブを描いています。S字カーブは頭や上半身の重みを支えるとともに、２本足で歩くときやイスに座ったときの身体のバランスを取るなどの大切な働きをしています。

私たちの身体では、脳から背骨にかけて脊髄神経が出ています。

①痛みや熱さを感じる知覚神経

腕の知覚神経に圧迫が起こると腕が痛み、しびれて感覚が鈍くなる症状が現れます。坐骨神経が圧迫されると激しい頭痛や、大腿部からつま先までビリビリと電気が走るような痛みに悩まされることになります。

②身体を思い通りに動かす運動神経

運動神経が圧迫されると、その運動神経がコントロールしている部分の筋肉が動かしにくくなります。手に力が入らない、ものがつかみにくい、足が上がりにくく転びやすい、つまずきやすいといった、困った症状が出てくることになります。

③内臓をはじめとする全身の機能をコントロールする自律神経

心臓の機能をコントロールする自律神経が圧迫されると、動悸や不整脈、狭心症などの症状が現れます。肝臓をコントロールする自律神経に圧迫が起こると、肝機能に異常が出てきます。

また、血管も自律神経によって正常な働きが保たれています。脊椎のずれによって神経圧迫が起こると、血管の弾力性が失われ、高血圧や動脈硬化が進む結果になります。

皮膚も、自律神経にコントロールされています。

夜、自分は食いしばっているか？　このチェックで簡単にわかります――

「私の不調は、食いしばりが原因かもしれない！　でも、私は本当に食いしばっているのだろうか？」

ここまでの話を読み、不安になった人も多いでしょう。不安と同時に、疑問を感じている人がいるかもしれません。

食いしばっているかどうか、簡単にチェックする方法があります。

「ときどき頭痛があり、肩凝りがひどく、朝スッキリ起きられません。原因はわかりません」ちょっと怖いかもしれませんが、こうした症状の方は確認することをおすすめします。

まず、鏡を用意してください。鏡を使って口の中を見ながら、以下のことをチェックしてください。

①舌に歯形がついている……舌の両脇（まれに片側だけのこともあります）に波打ったような形がついていませんか？　これは舌を下の歯に押しつけることによって起きている現象です。

②頬粘膜にスジが入っている……なるべく大きく口を開いて、頬の内側を見てください。

ちょうど上下の歯が合わさる位置に、横に1本、白いスジがついていませんか？

③下顎や上顎にコブがある……コブは上顎と下顎の両方に出ている場合と、どちらか一方にある場合があります。このコブは、専門的には「口蓋《こうがい》隆起《りゅうき》」と呼びます。上顎のコブは、ちょうど前歯の後ろあたりにできます。下顎は両側の内側にできることが多いです。

これらは、私が初診時に患者さんに対して確認するポイントです。当てはまるものが多

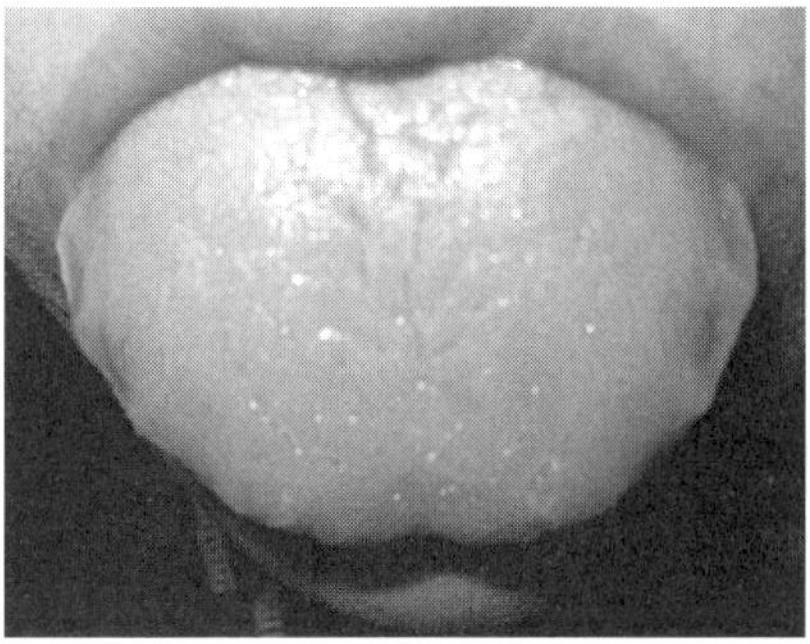
①舌の両脇に歯形がついている

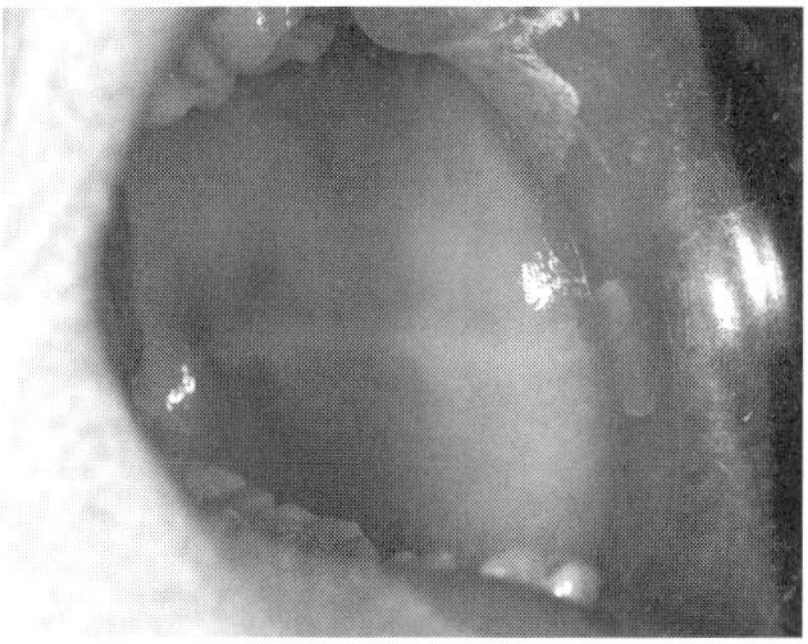
②頬粘膜に横に白いスジが走る

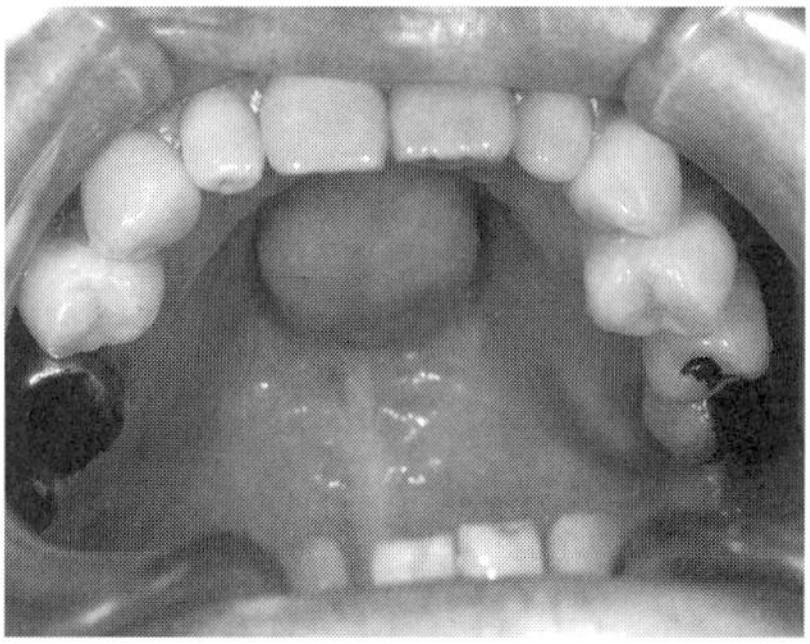
③上顎に大きなコブができている

ければ多いほど、眠りながら、確実に食いしばっていると思って間違いありません。

昼の食いしばりも問題。簡単に自己チェックできます

最近、昼に食いしばる人も増えています。

「食いしばりは、夜だけじゃないんです。昼にも食いしばるんです」

患者さんにこう説明すると、みなさん意外そうな顔をします。

患者さんと話をしていると、時折、噛み締めるしぐさをする人がいます。顎のあたりが、ピクッ、ピクッと動くのです。こうした人は、自分では気づいていませんが、昼も食いしばっている人です（図3）。

夜の食いしばりはなかなか自覚できませんが、昼の食いしばりも自覚しないで行っている場合が多いです。ただし、100キロ以上もの力がかかっていることはまれです。通常は歯と歯を接触させている程度ですが、自分の知らないうちに強く噛んでいる人もいます。

昼の食いしばりには、いくつかの原因があります。

図3　日中の食いしばり

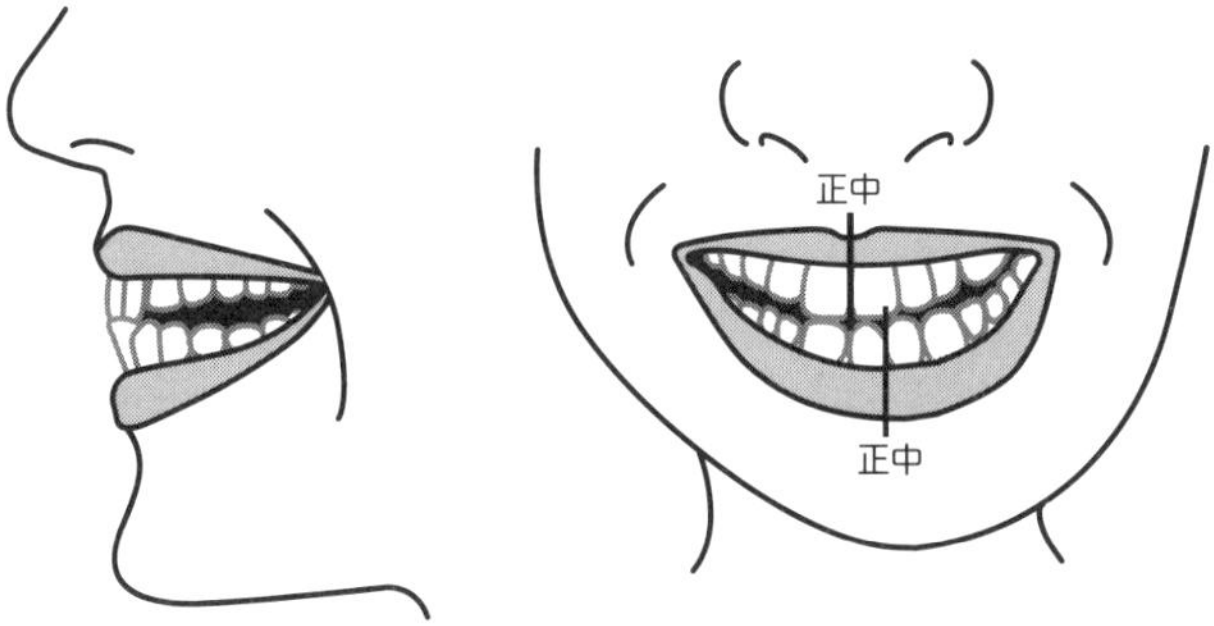

下顎を前に出して上下の
前歯のみで食いしばっている

下の顎をずらして
食いしばっている

①**作業**……パソコン、スマホ、料理などの作業
②**ストレス**……人間関係の問題、生活環境の変化、身体の痛みなど身体的・精神的なストレス
③**口の中の問題**……入れ歯が合わない、歯の高さが違う、噛み合わせが悪い、歯科金属などの口の中の違和感
④**ホルモンの関係**……アドレナリンの分泌、交感神経の興奮に伴うもの

ところで、あなたの歯はいまどのような状態になっていますか？

簡単なチェックをしてみましょう。背筋を伸ば

図4　昼の食いしばりの簡単チェック

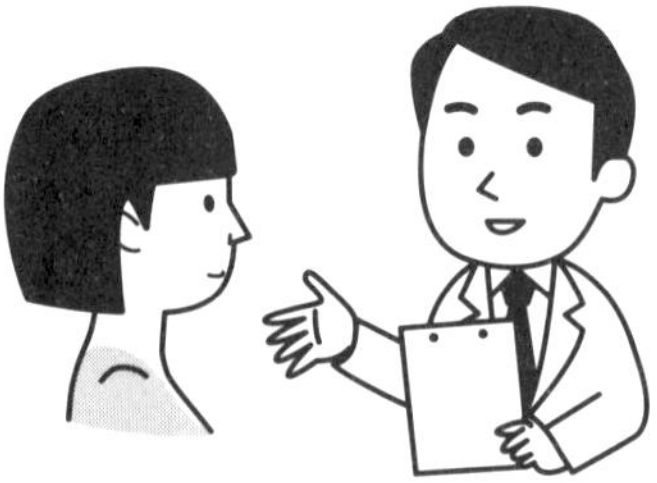

❶背筋を伸ばして座って、
目を軽く閉じてください
唇も閉じてください

❷いま、上下の歯は
どこか噛んでいますか？
もしくは触れていませんか？
それとも離れていますか？

歯と歯が接触	歯と歯がわずかに離れた状態
↓	↓
食いしばりがある可能性大	食いしばりはない、もしくは弱い

し、目を軽く閉じてください。唇も軽く閉じてください。

上下の歯がわずかに離れた状態にありますか、それとも歯と歯が接触していますか？

いまの状態で歯と歯が触れていると、昼の食いしばりがあることになります（図4）。

「あっ、上と下の歯が触れていた！」

そうした場合、すぐに歯と歯を接触させないようにする癖をつけなければなりません。

とにかく、歯を合わせないことです。上下の歯が離れた状態を維持できるようになるまで、「歯を離す」と繰り返し自分に言い聞かせることです。

上下の歯を離す――。

会社なら仕事机、自宅ならトイレなどに、こう書いた紙を貼るとよいかもしれません。

食いしばりを根本的に直す。それが西村式歯科治療

「私は、食いしばっている。どうしたら直せるのか？」

自分が食いしばっていることがわかれば、ここを知りたいでしょう。

大丈夫です、食いしばりには画期的な治療法があります。その治療法こそ、本書でテーマにしている「西村式歯科治療」です。

私は、顎関節症治療のエキスパートを目指してきました。その後、不定愁訴の改善にも目を向け、独自の西村式歯科治療で多くの方に喜んでいただいています。

経験は豊富だと自負していますが、勘に頼ることはいっさいありません。姿勢を見る、触診を行うなど、独自のノウハウで症状を見きわめながら、西村式歯科治療で食いしばり

の治療を進めていきます。

身体が、本当に楽になっているかどうか——。

治療では、この点を確認しながら治療を進めます。そのため、3～4回という少ない来院回数で多くの人が治療を終了することができます。

治療を進めると、どうしても噛み合わせの調整が必要な状況が生じるケースもあります。その場合は、噛み合わせ治療も行います。必要に応じ、歯科矯正を行う場合もあります。

西村式歯科治療についての詳細は、第4章でお話しします。

西村式歯科治療の内容について早く知りたい方は、第4章を先に読んでいただいてもかまいません。その場合でも、第4章を読み終えたら、前に戻って第2章と第3章を必ず読むようにしてください。

第2章は、「不定愁訴以外の食いしばりの弊害」です。この章を読むと食いしばりの幅広い弊害がわかり、食いしばりを直すことの重要さをさらに深く理解できます。

第3章は、「なぜ、食いしばるのか？」という食いしばりの根本的な話です。この章を読むことで、食いしばりの原因を知ることができます。

この2つの章の内容は、健康なあなたを取り戻す水先案内人になってくれます。西村式歯科治療で食いしばりが直った後も、「再び食いしばりで悩むことのない自分」を作る重要なヒントにもなってくれます。

第2章

食いしばりは、こんな症状・病気の引き金になる

顎関節に過剰な力がかかると顎関節症になりやすい

食いしばりは、不定愁訴の原因になるだけではありません。それ以外にも、さまざまな症状や病気の引き金になります。

その一つが「顎関節症」です。顎関節症は現代病の一つともいわれ、2人に1人が顎関節症だといわれています。

「顎関節症は2人に1人どころではない。もっと多くの人が顎関節症になっている……」

私は、こう推測しています。なぜなら、顎関節症は食いしばりと深い関係にあるからです。そして、ほとんどの人が歯を食いしばっている現実があるからです。

①口を開けようとすると（ものを噛んだり、あくびをするとき）、顎が痛い
②顎を動かすときに音がする（カクカク、ギシギシといったような音）
③あまり大きく口を開けることができない

これが、顎関節症の3大症状です。このなかのいずれか一つでも当てはまるようであれば、顎関節症を疑って間違いありません。

いま3大症状を挙げましたが、顎関節症はまったく症状が出ない場合もあります。たまたまストレスが強いときや体調が思わしくないときに食いしばりが強くなり、その結果、顎関節症の症状が出てくることもあります。

本人が気づかないうちに、顎関節症になっているケースもあります。

たとえば、定期的に整体や鍼灸などで肩凝り、腰痛、めまい、手足のしびれなどの症状を治療している人です。それらが顎関節症からきているのに、そこに気づかずに過ごしていることが多いものです。

顎関節症にはさまざまな原因があります。

歯並びの悪さと噛み合わせの悪さ、パソコン作業が多

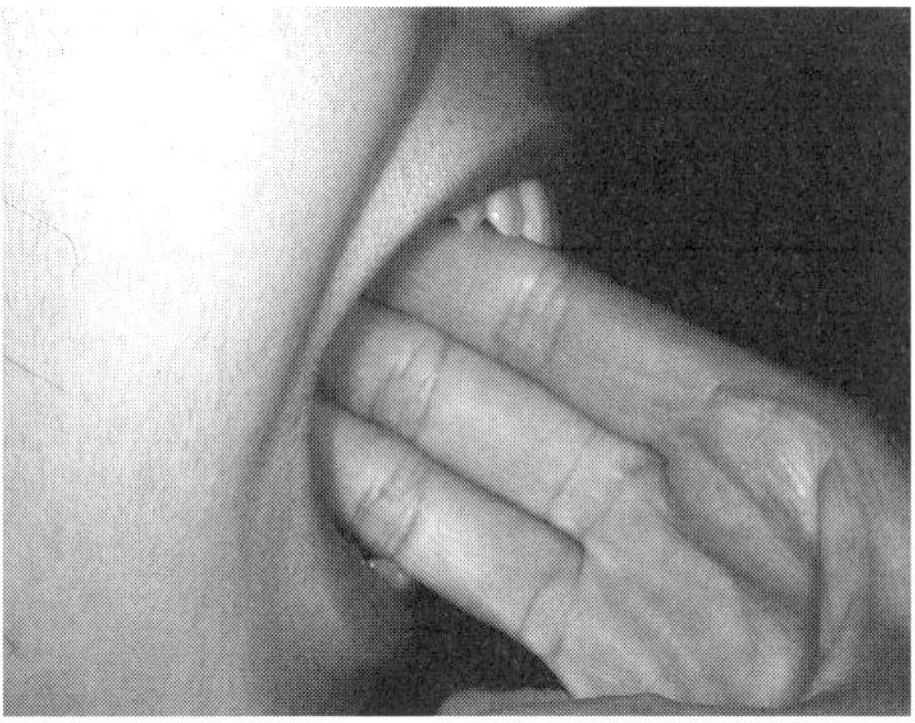

人差し指から薬指３本を縦に並べたサイズが最大開口

いこと、性質が神経質なこと……。

こうした原因が複雑にからみ合っていることもありますが、私は食いしばりに着目しています。食いしばると顎関節に過剰な力がかかり、そこから顎関節症を起こすのです。

前述した通り、上下の歯が接触する時間は、食事中も含めて1日で20分ほどです。これくらいの時間ですから、どんなに噛み合わせが悪くても、通常は問題が起こりません。

しかし、そこに食いしばりが加わると、話は違ってきます。噛み合わせのよい人よりも顎関節に無理がかかり、顎関節症になりやすいのです。

「理想的な歯並びの人は、顎関節症にならないの？」

こうした疑問があるかもしれません。

理想的な歯並びの人でも、長期にわたって食いしばると顎関節症になります。ですから、噛み合わせの問題はあるにしても、顎関節症では食いしばりを避けては通れないのです。

現在、歯科で一般的に行われている顎関節症の治療では、上の歯に大きなマウスピースを装着します（P97の写真参照）。マウスピースを入れると噛み合わせ位置が高くなり、口の中のボリュームも増えます。呼吸もしやすくなります。

ただ大きなマウスピースは、口の中に入れただけでかなりの違和感を覚えます。

顎関節症の患者さんは、かなり強い食いしばりがあります。その癖と口の中の違和感から、眠っている間にマウスピースをさらに強い力で噛んでしまいます。これが症状をさらに悪化させてしまいます。

歯ぐきに近い歯の一部が欠けると知覚過敏になりやすい

近頃のテレビコマーシャルにも、「知覚過敏」はよく登場します。

冷たい水や飲み物を口に含んだりすると、歯にピリッと鋭い痛みが走る。しばらくすると冷たさに慣れてしまい、痛みも刺激も感じなくなる……。

これが知覚過敏です。

歯の内側には、歯髄という痛みを感じる神経組織があります。虫歯でなくても、歯に過度な圧力がかかるとその神経が過敏になります。そのため、普段は感じない程度の冷たい水がしみたりします。

冷たい水が一瞬しみるくらいなら、歯を安静にすれば回復します。ジ～ンと余韻を残すような痛みが続くと、回復を待っても治らないケースが多くあります。

「虫歯ではないので、様子を見ましょう」

歯がしみるからと歯科医院に行っても、こう言われてしまいます。

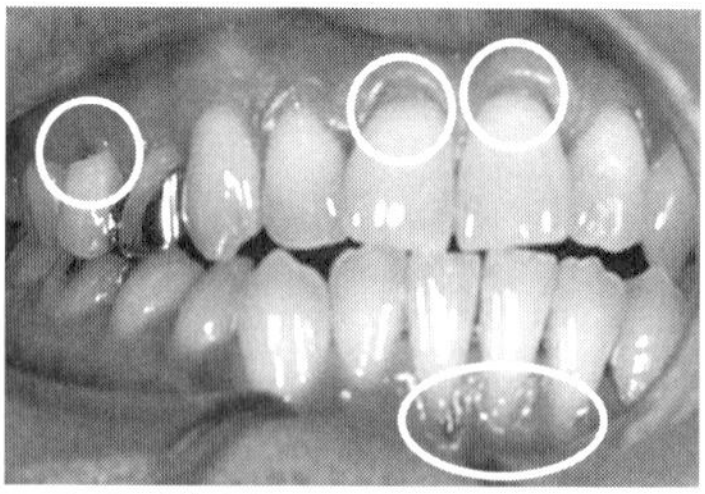

知覚過敏も食いしばりが原因で起こる

知覚過敏の原因として、よく歯の磨き過ぎが指摘されます。歯を磨き過ぎると歯ぐきがやせ、歯の根面が露出してしまいます。そのため知覚過敏を起こしますが、知覚過敏はやはり食いしばりも大きな原因になっています。

先にもお話ししたように、夜寝ている間、ほとんどの人は１００キロ以上のすごい力で食いしばっています。

毎晩、歯に強い圧力がかかり続けると、歯は持ちこたえられなくなります。食いしばりを続けた歯は、一部が欠けてきます。欠けるのは、たいてい歯ぐきの際に近い歯の付け根です（楔状欠損《くさびじょうけっそん》）。

この部分が欠ける理由は、しっかりした骨に支えられた歯の場合、付け根に力が集中するからです。陶器に圧力をかけると、割れたり欠けたりします。口の中で、それと似たようなことが起きていると思ってください。

歯ぐきの際に近いところが欠けているように見えたら、それは間違いなく食いしばりによって生じたものです。

歯の欠けた部分に冷たい水や飲み物が触れると、どうなるでしょう？

おわかりでしょうが、神経を刺激して、ピリッとした痛みを感じてしまうのです。

もう一つ、上下の歯を食いしばると、歯の表面をおおっているエナメル質が削られます。知覚過敏では、こうしたケースも大変多く見られます。

エナメル質は、身体のなかで最も硬い組織です。しかし、削られて薄くなっていくうちにエナメル質がなくなり、象牙質が露出して知覚過敏の原因になります。

早期のうちに、知覚過敏を治す――。

そのために食いしばりをやめること。この大切さは理解していただけたことでしょう。

歯にヒビ割れを起こすと虫歯になりやすい

歯を失う2大原因は、よく知られているように「歯周病」と「虫歯」です。最近は虫歯で歯を失う人は減っていますが、歯周病にしても虫歯にしても、細菌による感染症です。

虫歯は、正しい歯磨きをしていないから起きる――。

こう思われていますが、それがすべての原因ではありません。虫歯の原因には、食いしばりもあるのです。

「いま『虫歯は細菌による感染症です』って言ったのに……。食いしばりは、細菌の感染症ではないでしょう」という声が聞こえてきそうです。

確かに、虫歯は虫歯菌が砂糖を原料に作った酸が原因です。ミュータンス菌は虫歯菌の代表で、虫歯菌の作る酸が歯を溶かしてしまうのです。

ここで、虫歯の基本的な話をしましょう。

このミュータンス菌は歯の表面にあるバイオフィルムの中に存在します。キッチンの三角コーナーにヌルヌルした汚れがついているのを見たことがあるでしょう。バイオフィルムは、基本的にはこれと同じです。

歯と歯の間についている白くネットリしたものは、食べかすではありません。ミュータンス菌をたっぷり含んだバイオフィルムなのです。

虫歯治療のために歯を削って詰め物をしても、歯と詰め物の間にあるミクロの隙間からミュータンス菌が入り込んでしまいます。そして、再び歯をむしばんでいきます。

虫歯の治療をしても、詰め物の周りから虫歯になっていってしまうのはそのためです。

こうして、しばらくすれば、再び虫歯の治療をしなくてはならなくなります。

虫歯を削ると、歯科金属で埋めようとします。

詰め物を固定するためには、どうしても健康な部分まで削らなければなりません。治療のたびに歯が削られ、削られたところから悪くなり、また削って治療する。最後には歯を失うことになってしまいます。

食いしばりは細菌の感染症ではありませんが、食いしばりは大きな力を歯に加えます。先にお話ししましたが、食いしばりの結果として歯の一部が欠けたり、削られたりして歯にヒビ（クラック）が入ってしまいます。歯にかぶせている詰め物が取れやすくなるのも、これが原因です。

歯の欠けた部分やヒビ、隙間から細菌が侵入するとどうなるでしょうか？

おわかりでしょうが、虫歯の原因になるのです。

食いしばりをなくすことが、虫歯予防にもつながる——。

いまの話を考えると、このことが理解していただけると思います。

現在、歯科医療の進歩によって、初期の虫歯であれば削らなくても治療できるようになりました。また、特殊な薬剤で、バイオフィルムを定期的に取り除く方法もあります。

定期的にこうした処置を受けていれば、虫歯の効果的な予防になります。そうした予防に加え、食いしばりにもぜひ注意していただきたいと思います。

歯根膜が傷つくと歯肉炎・歯周病が進行しやすい

食いしばりはまた、歯肉炎や歯周病を進行しやすくします。

「歯肉炎と歯周病は同じじゃないの？」

このような思い違いをしている人もいるので、まずその違いからお話しします。

歯の周囲に歯垢が蓄積すると、そこに住み着いている細菌の影響で歯ぐきに炎症が起こります。この炎症で歯ぐきは赤くなり、出血しやすくなって腫れてきます。この状態が「歯肉炎」です。

歯肉が腫れると、歯と歯ぐきの間に隙間ができます。

口の中の細菌は空気を嫌う性質があり、奥まった場所のほうが住み心地がよくなります。そのため歯と歯ぐきの結合部を破壊し、歯根面に沿ってもっと奥へと侵入していきます。

その結果、炎症が歯ぐきの内部の骨にまで影響を及ぼすようになります。これが、「歯周病」です。

歯肉炎や歯周病には、いくつもの危険因子（リスクファクター）があります。

その一つがストレスで、ストレスがかかると、夜の食いしばりが激しくなります。夜の激しい食いしばりが、歯肉炎や歯周病を進行させる引き金になってしまうのです。

図5　歯根膜

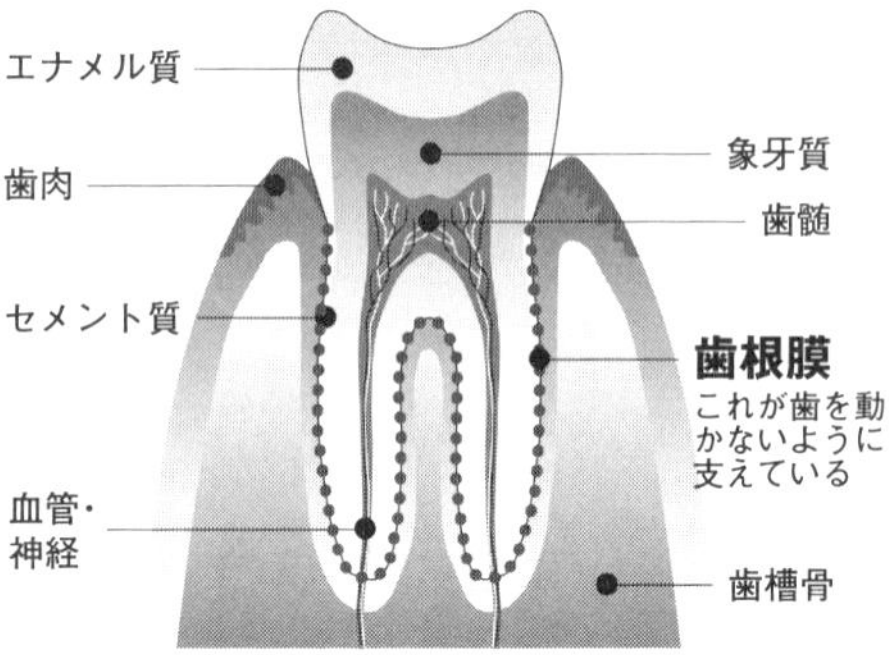

ショックアブソーバーの働きをする歯根膜

硬い組織の歯と骨の間には、歯根膜という軟らかい組織があります（図5）。この歯根膜は、歯と歯が生えている骨のクッションの役目を果たします。

食いしばりで歯に強い圧力が長時間かかると、クッションである歯根膜は傷ついてしまいます。歯根膜が傷つくと、傷ついた部分から細菌が侵入しやすくなります。

歯周病では、「歯周ポケット」ができます。これは、細菌によって破壊されてできた歯と歯ぐきの境目の溝のことです。

歯根膜に無理がかかったり傷ついたりすると、歯周病が悪化して歯周ポケットが深くなり、歯が揺れ始めます。次第に揺れは激しくなってさらに歯周ポケットは深くなり、最後は歯が抜け落ちてしまうことになります。

歯肉炎や歯周病を進行させない。そのために、食いしばりをやめる――。

ぜひ、このことを覚えておいてください。

免疫に問題が生じるとさまざまな病気のリスクが高くなる

食いしばりは不定愁訴の原因になるだけでなく、症状をさらに悪化させます。その原因の一つに「自律神経」があります。

食いしばっているときは、筋肉が緊張状態にあります。その状態は、交感神経が優位になった状態です。

本来、寝ているときは、身体がリラックスしたときに働く副交感神経が優位になっています。そのことで、良質の睡眠が得られます。

ところが、睡眠中も交感神経が優位になると、中途覚醒が始まります。自分では気づいていなくても何度も目が覚め、睡眠の質が低下します。良質の睡眠が取れない状態が続くと、不眠をはじめとする睡眠障害を起こします。

私たちの身体と心は、深いところで密接に関連しています。睡眠障害で全身的に悪い影響が出てくると、免疫力も低下してしまいます。

また、ストレスや不規則な生活、運動不足から、夜に食いしばるようになり、そうすると自律神経が乱れ、汗をかきづらい体質になって体温調節ができなくなり、口呼吸になってしまいます。人は汗をかくことで体温を下げていますが、上手に汗をかけないと、犬のように口を開けて、口呼吸をして体温を下げようとします。

鼻呼吸をしていれば、空気中の細菌やウイルスなどを吸い込んでしまっても、鼻毛や鼻の粘膜がガードしてくれます。鼻毛や鼻の粘膜は、身体に悪い物質を取り込まない濾過《ろか》装置の役割をしてくれているわけです。

ところが、口呼吸になるとそうはいきません。口の中の細菌も、空気中の細菌やウイル

図6　扁桃腺

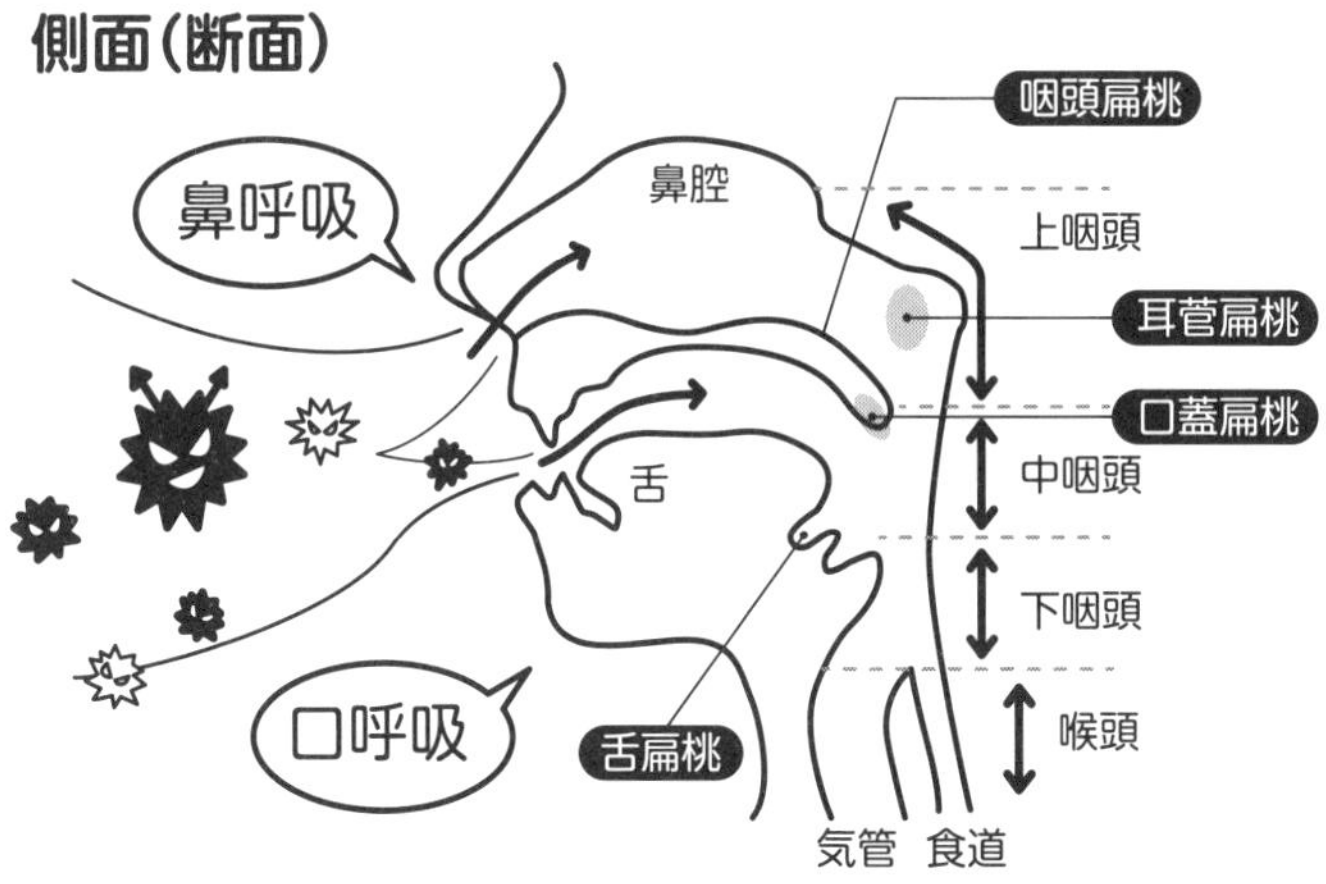

スもどんどん吸い込んでしまいます。

私たちの口の奥には、口蓋《こうがい》扁桃（いわゆる扁桃腺）があります。これはリンパ組織で、細菌などからの防御を行っています（図6）。

自律神経の乱れからいつも口呼吸をするようになると、むき出しになった扁桃腺がダメージを受けます。限度を超えると、慢性的に細菌に感染した状態になります。そうなると身体の免疫が狂ってきて、さまざまな病気の引き金になってしまいます。

ぜんそく、アレルギー、アトピー性皮膚炎……。

口呼吸から、こうした病気が起きやすいこ

とがわかっています。

蓄積したストレスが、心の病の引き金にもなる

食いしばりによるさまざまな心身の不調は、大きなストレスになります。長年にわたって受け続けたそのストレスは、心の病（パニック障害やうつ病）の引き金にもなります。ある日突然、めまい、心臓が激しくドキドキする（心悸亢進《しんきこうしん》）、呼吸困難といった症状とともに、激しい不安が発作的に起こる……。

これが、「パニック障害」です。

医師の診断を受けても、身体に異常は発見されません。発作に関する恐怖感は計り知れないほど強く、発作を起こすと生命の危機をひしひしと感じてしまうそうです。

現に、私の歯科医院に、パニック障害の患者さんが来院されたことがあります。食いしばりを直すと、その方のパニック障害も治りました。

また、食いしばりに起因する不調のため、抑うつ傾向や抑うつ症状を呈する患者さんも

多く見受けられます。メカニズムは、パニック障害と同じです。

食いしばりから不定愁訴を発症し、常に不定愁訴に駆られるようになる……。

肉体的な不調から、精神的な面にまで悪影響が及ぶのです。心の病と食いしばりの関係を考えるとき、心の病は食いしばりの二次的、あるいは三次的な病気と考えられるわけです。

ただし、心の病のすべての原因が食いしばりにあるとは言いません。心の病には複雑な要因があり、食いしばりだけに原因を絞り込むことは妥当ではないからです。

心の病に、食いしばりが原因になるケースもある……。

心の病と食いしばりの関係については、こう理解していただきたいと思います。

第3章

なぜ、あなたは食いしばってしまうのか？

食いしばるとどうなる？　実際に体験してみましょう

ここまで、食いしばりの弊害についてお話ししてきました。

「なぜ、食いしばってしまうの？　食いしばらなければ不定愁訴に悩むこともないし、食いしばりからのさまざまな病気の心配もせずにすむのに……」

ここまでの話から、おそらくこう思われた方も多いでしょう。

「なぜ、夜に食いしばるのか？　なぜ、夜だけでなく昼も食いしばってしまうのか？」

本章で、この最も基本的なことをお話ししたいと思います。

ここで、あらためて「食いしばり」についてお話ししましょう。

試しに、歯と歯を食いしばってみてください。奥歯とその周辺にけっこうな圧力がかかるのがわかるでしょう。首のあたりの筋肉も、緊張してくるのが感じられますか？

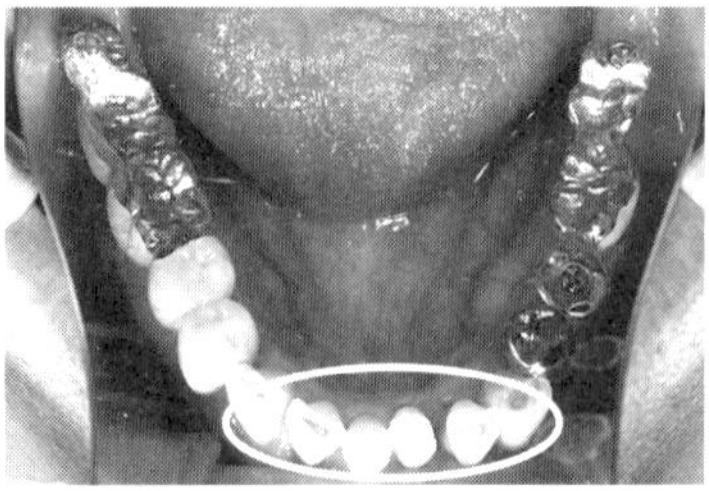

食いしばりが原因で歯が削れて平らになった例

さらに、その歯を強い力でこするように、前後左右に動かしてみてください。ギリギリと、実に不快な感じがすると思います。急に、肩や首が凝った感じがしませんか？

さあ、歯と歯を自然に離してください。顎の力が抜けて、ホッとするでしょう。これが、顎がリラックスしている状態です。

歯を食いしばると顎から首、肩、それに頭部と、思いがけないほど広範囲の筋肉が緊張する――。

体験してみると、このことがよくわかったと思います。

このような状態が続けば顎が痛むのは当然ですし、首や肩が凝ってくるのも自然の理です。首や肩が凝ると、次第に腰痛なども現れます。もちろん、歯にとってもいいことは一つもありません。

では、どういう人に食いしばりが多いのか？　どういう場合に、人は食いしばるのか。

次に、この重要なポイントをお話ししたいと思います。

上下の歯の真ん中がずれている

食いしばりで最も多いのが、このパターンです。

上の歯の中心と下の歯の中心——。

「正中」という言葉はあまりなじみがないと思いますが、これが正中です。

このずれが大きいほど、重症の食いしばりになりやすい傾向にあります。

正中がずれているかどうかは、簡単にチェックできます。

鏡を見ながら、「イー」と口を開いてください。ここで、正中がずれていないかどうかを確かめます。

上の歯の真ん中の線と、下の歯の真ん中の線がピッタリと合っていますか？

左右どちらかにずれているとしたら、どちら側にどれくらいずれているかを見てください。人によっては、かなりずれている場合があります。このように正中がずれていると、食いしばりやすくなります。

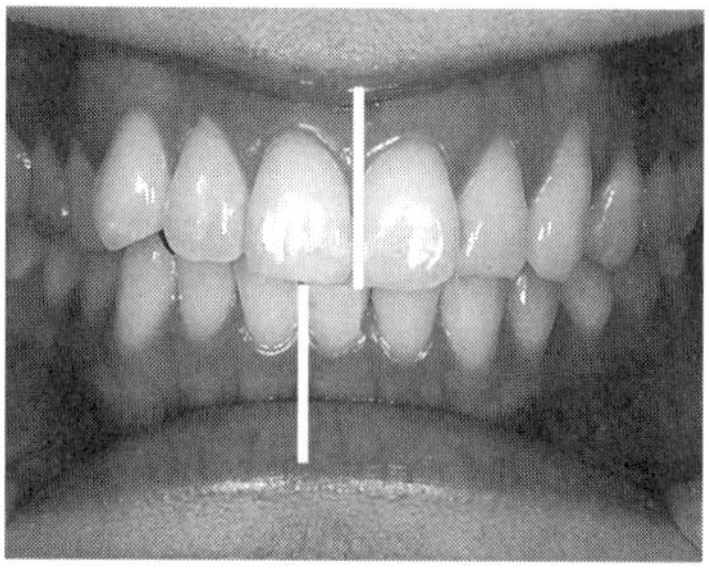
上と下の歯の中心が大きくずれている

写真の患者さんは、下顎が右側に5～6ミリほど大きくずれています。このような状態だと、食べ物を噛むときに顎をずらして右側ばかりで噛みます。ずれた側で噛むほうが噛みやすいからです。

右ばかりで噛むために右側の歯が沈んでしまい、噛み合わせがさらに低くなります。噛み合わせが低くなればなるほど、低い側で噛んでしまいます。その結果、右側で食いしばることになり、身体の右側すべてに症状が出てしまいます。

食べ物を奥歯ばかりで噛み、前歯を使わない

あなたは、リンゴを丸かじりしますか？

まったくといってよいほど、現代人はリンゴを丸かじりしなくなりました。

リンゴを丸かじりするためには、前歯を使います。ところが、リンゴを適当な大きさに

切り、奥歯で咀嚼する食習慣が根づいてしまったようです。

加えて、食事でも硬いものを噛むことが少なくなりました。

食卓に並ぶ食べ物はどれも軟らかく調理され、前歯でかぶりついたり、引きちぎったりする必要がなくなったからです。その結果、奥歯ばかりで物を噛むようになりました。

いつも奥歯で噛む習慣がついていると、奥歯の筋肉が常に緊張しています。

その緊張が強烈に脳にインプットされ、寝ている間にも奥歯で食いしばる習慣が身についてしまいます。特に、眠っている間の食いしばりは強烈になります。

奥歯ばかりで噛む方は、一般的に首の後ろが常に緊張してパンパンに張っています。

顎が下がると、気道がふさがれやすくなります。そうなると酸素が不足し、上を向いて寝ることができません。顎が下がらないよう、横向きで寝ることがほとんどです。

それでも酸素が十分に確保できないと、無意識に顎を前に出したり、大きく歪めたりして酸素を確保しようとします。この状態で食いしばったり歯ぎしりをするために歯がすり減ったり、顎が痛くなったりするのです。

不正咬合（過蓋咬合・反対咬合・叢生・開咬）がある

食いしばりには、食いしばりやすい咬合（噛み合わせ）もあります。

口には、その人がどのように生活してきたかのすべてが現れます。

幼い頃から軟らかい物ばかりを食べる。食べるときは奥歯ばかりで噛むか、左右どちらかで噛む。頬づえをつく。寝るときは横を向いて寝たり、うつぶせで寝る。

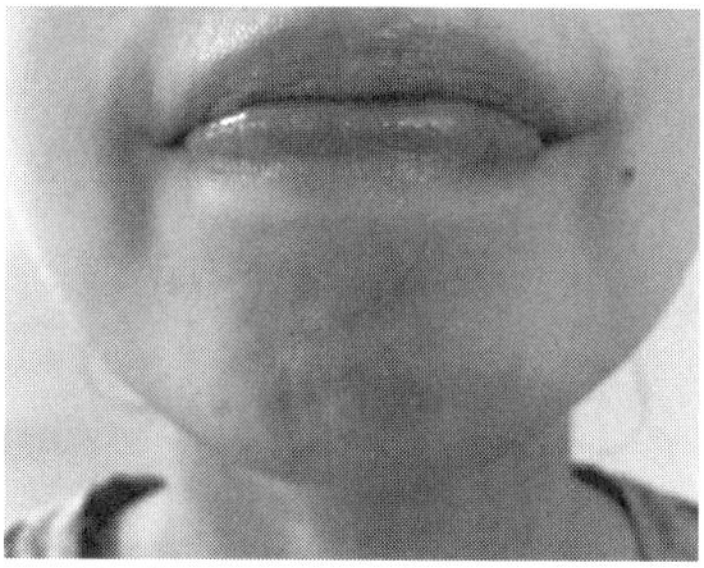
唇に力が入って梅干し状になっている

テレビを見ながら食事をする場合でも、テレビがどちら側にあるかで噛む位置が変わります。テレビが右側にあれば、歯の右側ばかりで噛む癖がつきます。他にも、舌がいつも下の顎に乗っている。唇にいつも力が入って梅干し状になっている……。
こうしたことが、顎の位置（特に下顎）、歯並びと噛み合わせ、食いしばりに影響してきます。
姿勢が悪く、身体が歪んでいるため、噛み合わせが悪くなって下の顎がずれてくる、あるいは、下の顎がずれているため噛み合わせが悪く、身体がねじれて歪みが生じる……。

これはもうニワトリとタマゴの話と同じで、どちらが先ということはいえません。

しかし、下顎のずれと身体の歪みは相互に作用し合い、連動していることは確実です。食いしばりは、その結果と考えることもできます。

不正咬合（噛み合わせが悪い）だと、食いしばり傾向が強くなります。食いしばりにつながる不正咬合には、次のようなものがあります。

①**過蓋咬合**《かがいこうごう》……下の前歯がほとんど見えないほど、上の前歯が深くかぶさっている状態（いわゆる「出っ歯」）。

②**反対咬合**……下の前歯が上の前歯より前に出た状態（いわゆる「受け口」）。

③**叢生**《そうせい》……歯並びが悪いこと（いわゆる「乱ぐい歯」）。

④**開咬**《かいこう》……前歯の噛み合わせが開いている状態。

当院の患者さんで、過蓋咬合が食いしばりの原因の人は少なくありません。過蓋咬合の人は、噛み合わせが深いために奥歯でしかものを噛もうとしません。したがって、奥歯で強く食いしばります。

反対咬合は、反対咬合になっている側で噛もうとします。たとえば右側が反対咬合になっていたら、一般的に右側ばかりでものを噛みます。そのため右側で食いしばるようになり、症状も右側に出ることが多いようです。

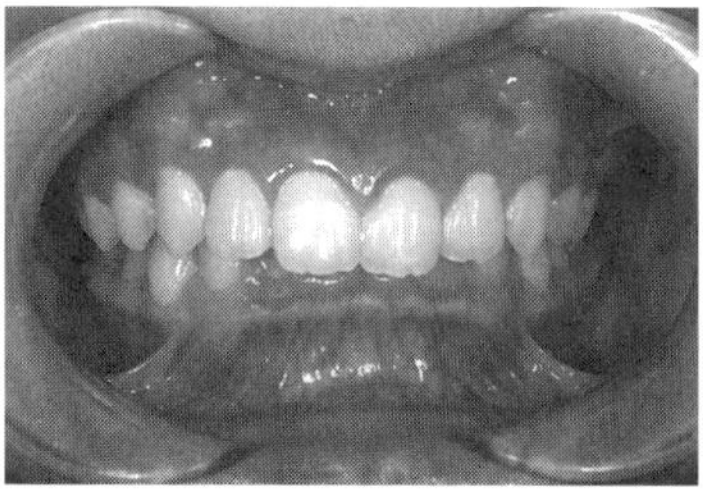
過蓋咬合

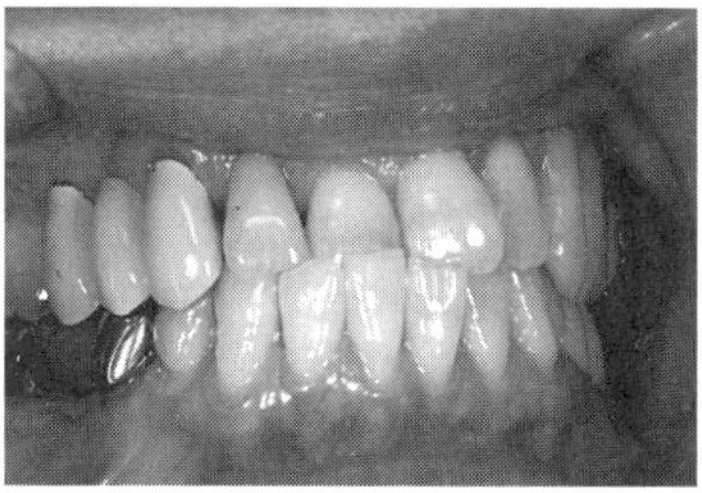
反対咬合

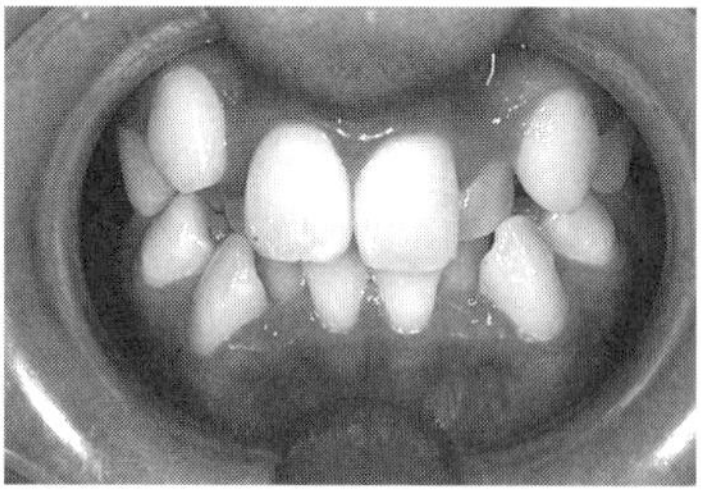
叢生

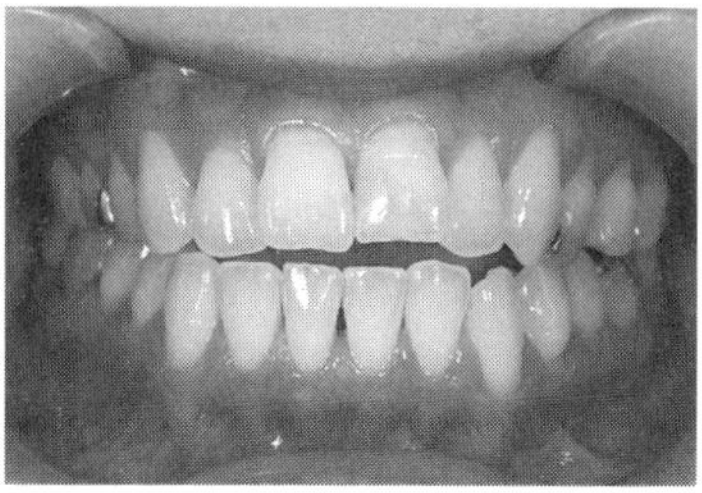
開咬

また、上下の歯が強く接触することで、歯が「圧下《あっか》」するという現象が起きます。圧下とは歯を支えている骨の中に、歯が潜り込んでしまう現象です。

歯が圧下すると、右側の噛み合わせ位置が左側に比べてますます低くなるため、よけいに食いしばりがひどくなります。右側に出る症状も、ひどくなります。

左側が反対咬合の方は、その逆になります。ちなみに、一般的に、歯の高さが低いほうが噛みやすい傾向にあります。

叢生の方は、下顎が左右に自由に動くので、どの位置でものを噛んだらいいのかわかりません。

開咬の人は当然、奥の歯しか接触していないので、奥歯を使ってしか食事ができません。

不正咬合で噛み合わせ位置のずれが大きいほど、大きくずらして噛む必要があります。

そのため、症状がひどくなります。

ずらして噛み続けると下顎のずれがさらに大きくなり、身体のバランスが崩れてきます。

バランスが崩れると姿勢が悪くなります。下顎は、姿勢を決める大きな役割を持っています。

入れ歯を作らず、歯がない状態を放置している――

歯のない状態も、食いしばりの原因になります。

「慢性的な偏頭痛で、首もガチガチに凝っているし、腰痛にも困っています」

こんな訴えで来院した患者さんもいました。

診察室に入ってくる姿をパッと見ただけで、身体が歪んでいるのがわかりました。

口の中を診ると、奥歯が1本抜けたままです。入れ歯にしたものの合わない、違和感があるために入れ歯を使わず、歯が1本ない状態で過ごしていたのです。

「歯が1本なくたって、食べるのにまったく困らない」

ご本人は、平気な顔でこう言います。

ところが、歯のほうはそうはいきません。上の歯が1本ないことは、下の歯が噛み合わせるべき歯を失っていることです。噛み合わせる歯がなくなると、下の歯はどんどん上がってきて、伸びたような状態になってしまいます。上の歯も、空いたすきまを埋めようとどんどん空いているほうに寄ってきます。

また、上下の歯をどうにかして噛み合わせようとするため、無意識のうちに顎をずらしてしまいます。上の歯が1本抜けていたら、下の歯が抜けている上の歯の隣の歯と噛み合うように、顎をずらしてしまうのです。すると当然、下の顎がずれてきます。

このような状態が習慣化すると、身体のバランスが崩れます。自分はまったく意識しなくても、口腔内の違和感から、知らず知らずのうちに食いしばってしまいます。

眠っている間は、100キロもの強い力で食いしばることにより筋肉の緊張が生じ、顎が痛い、口が開かない、偏頭痛やひどい首の凝り、腰痛といった症状が出てきます。

「1本の歯がないために、身体の不調が生じる。このことをわかってもらいたい」

思案した私は、脱脂綿をちょうどよい大きさにして、抜けた歯の部分に入れてみました。

その状態で、噛む動作をしてもらいました。

「何これ？　急に首の痛みが取れてきて、身体がポカポカと温かくなってきました」

ほどなくすると、患者さんは驚いた顔でこう言います。

「たった1本の歯がないだけで、どれほど全身に影響を及ぼしているか。驚きました」

「わかっていただけましたか？」

患者さんに理解していただいたうえで合う入れ歯を作りました。

歯が1本なくても、その違和感から食いしばります。2本ない、3本ない……となると、どんどん身体のバランスが崩れ、睡眠中の違和感がさらに大きくなり、食いしばりがさらにひどくなります。

合わない入れ歯を使ったり、寝るときに入れ歯を外している

合わない入れ歯も、食いしばりの原因になります。

昼間、合わない入れ歯が気になるため、入れ歯のある側を食いしばる人がいます。夜に眠るときも、その人は同じことを繰り返しています。

杖をつき、来院した年配の患者さんがいました。入れ歯を調整しただけで帰りには背筋が伸び、杖なしで帰られたことさえあります。

その人に合う入れ歯作りは、とても難しいものです。特に保険で作る場合、合う入れ歯はなかなかできません。

入れ歯は歯科医師が作ると思っている人もいますが、歯科医師は入れ歯を作りません。入れ歯を作るのは、国家資格を持つ歯科技工士です。院内技工士もいますが、ほとんどは独立して入れ歯を作っている院外技工士です。

腕のよい歯科技工士を使っている歯科医師を選ぶこと――。

保険でも保険外でも、自分に合う入れ歯を作るうえで、ここは非常に重要なポイントになります。そうはいっても、目の前の歯科医師がそうした歯科医師かどうか……。今度は、その見極めがまた難しくなります。

保険と保険外の大きな違いは、材料より丁寧さです。そのため、保険では本当にその人に合う入れ歯作りは難しいのです。できれば入れ歯は保険外で作ることをおすすめします。

自分に合う入れ歯ができたとして、夜寝るときには注意してください。

「寝るときは、入れ歯を外してください」

どこの歯科医院でもこう指導しています。

しかし、私はこう説明しています。

「夜寝るときこそ、きちんと入れ歯を入れるように」

せっかく、身体に合った入れ歯が入っています。

それを外してしまうと、その部分に歯がない違和感を身体が敏感に察知し、食いしばらせてしまうのです。

歯科金属やかぶせ物の不具合で、歯の高さが合っていない――

歯科治療に使われる歯科金属により、金属アレルギーが生じる――。

このことは、現代ではかなり知られるようになりました。

日本の保険で使われている歯科金属は現在、欧米ではほとんど使われていません。そうした歯科金属の一つに、「アマルガム」があります。アマルガムは金属の合金で、水銀50％、銀35％、スズ９％、銅６％と少量の亜鉛の合金です。

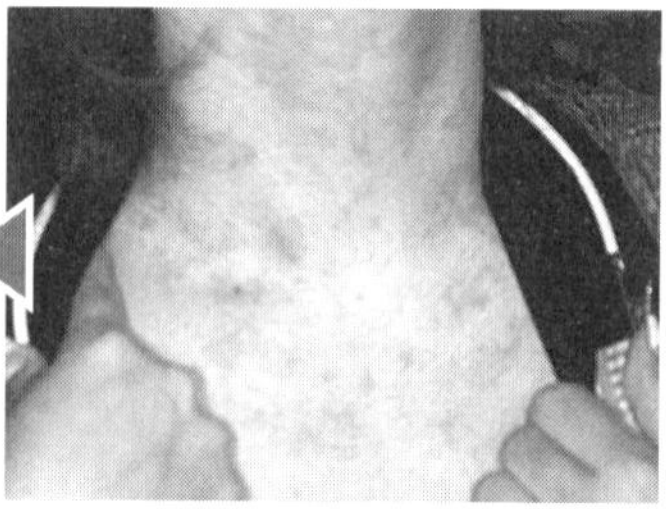

ひどいアレルギーに悩まされていた

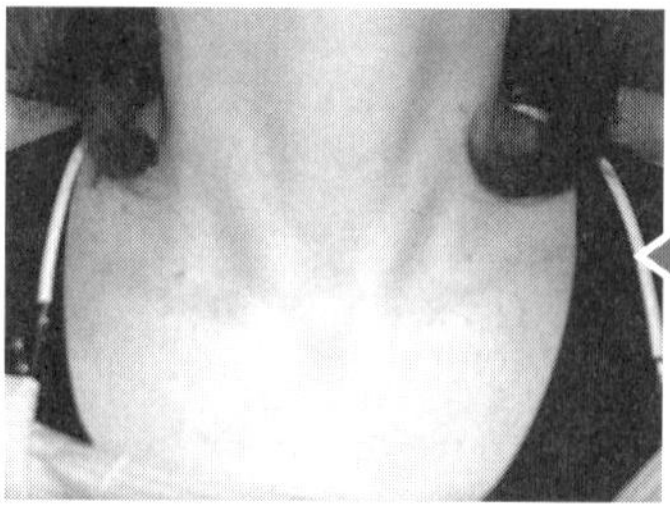

金属除去でアレルギーも改善した

日本でもいまはほとんど使われていませんが、ひと昔前、日本はもとより全世界で虫歯の治療に使われていました。ある年代以上の人は、虫歯の治療にアマルガムが使われていると考えて間違いありません。

水銀は、過敏な人なら口の中に入れただけで悪影響が生じます。長年、アマルガムを詰めた歯でものを噛んでいると金属は溶け出し、体内に蓄積していきます。溶けた金属は金属イオンとなり、金属アレルギーの大きな原因の一つと考えられています。

しかし、歯科金属が食いしばりの原因になっていることは、まだまだ知られていません。実は、歯科医師でさえこのことに気づいていません。そんな状況のため、一般の方々が知らなくても不思議ではありません。

歯科金属による食いしばりと身体の不調……。

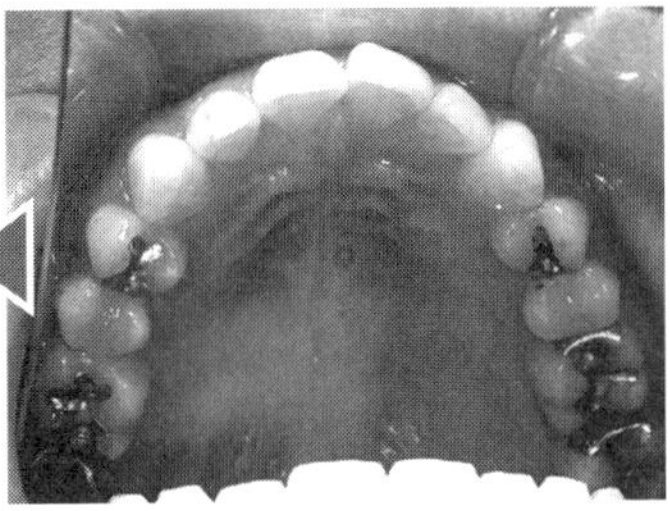

歯科金属の除去前

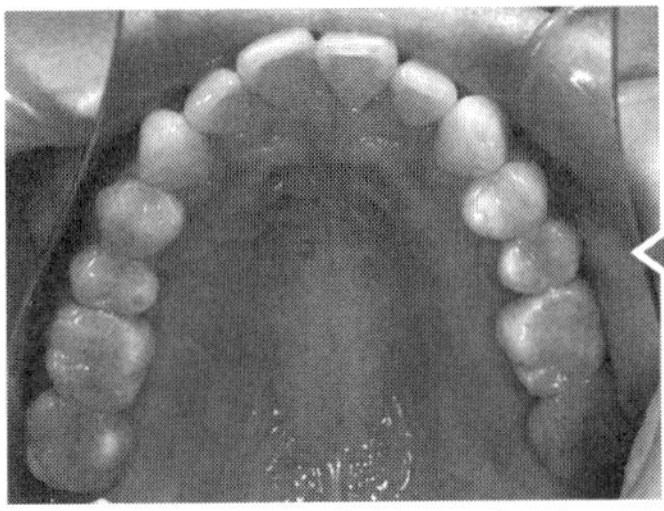

歯科金属を取り除くと楽になった

一見、この2つはまったく無関係のように感じられます。

しかし、実際に治療に当たっていると、その関係を実感させられます。たとえば、歯科金属を取り除いただけで、その場で「楽になった」「身体が軽くなった」と言う患者さんがたくさんいます。

歯は、ごくわずかな違和感でも察知します。

体質に合わない歯科金属が使われていると、身体が違和感を覚えます。その違和感を解消しようとして、無意識のうちに歯を食いしばってしまいます。

かぶせ物の不具合もまた、食いしばりの原因になります。

治療で歯をちょっと削ったり、かぶせ物が少し高かっただけでも、口の中や噛み合わせが大きく変わってしまったような感じがするものです。

そうした場合、その違和感から、ついつい舌でその部分を触ったりします。眠っていてもその違和感があり、その感覚が食いしばりにつながります。繰り返しになりますが、特に眠っている間は、違和感を何とかしようとさらに強く食いしばってしまうことになります。

家庭要因や職場要因などでストレスがある

ここまでの話は、口の中の問題でした。

「食いしばりに起因するさまざまな心身のストレスは、心の病の引き金になる――」

先にこう言いましたが、逆に、食いしばりの原因としてストレスは絶対に見逃せません。

ストレスにはさまざまな要因があり、次のようなことが挙げられます。

①精神的要因……考え方や性格的な問題（クヨクヨしやすい、考え過ぎる）など。

②生活要因……現在の生活への不満や不安など。

③家庭要因……子どもの問題、夫（妻）との関係など。

④職場要因……上司や同僚との人間関係の問題、職場への不満など。

緊張状態を強いられると、私たちは、無意識のうちに歯を食いしばってしまいます。日中、職場などで強いストレスを感じるような出来事があったときは、気がつくとその場で食いしばっている……。

そんな経験は、誰にでもあると思います。

現代社会は、「ストレス社会」と言われています。職場や家庭など、人間関係にまつわるストレスに取り囲まれています。昼間のストレスが、睡眠中にも、食いしばらせてしまいます。

ストレスの感じ方には、個人差があります。個人差こそあれ、ストレスがまったくない人など存在しません。そのことを思えば、誰もが知らないうちに食いしばっていると思って間違いありません。

日常のストレスだけでも、食いしばりの原因になります。ここまでお話ししてきたような口の中のさまざまな要因が重なると、食いしばりはいっそう激しくなるのです。

第4章

短期間で症状が劇的に改善する「西村式歯科治療」

ほとんどの場合、通院は3～4回ですむ

西村式歯科治療――。

私の歯科医院で行う食いしばりをやめる治療を、こう呼んでいます。

西村式歯科治療は短期間で食いしばりを改善し、食いしばりに起因するさまざまな症状を改善します。この章では、その歯科治療の実際をお話しします。

これまでの症例を見ても、ほとんどの患者さんは3～4回の通院（月1～2回）で改善しています。なかには、そんなわずかな通院で、不定愁訴が劇的に改善する人も少なくありません。

通院回数が少ないということは、忙しい現代人にとって何よりうれしいことではないでしょうか。治療効果が高いのに、時間と治療費用がかからない。しかも短期間で結果が出るのです。

そうした短期間の治療効果は、私の考案した「西村式夜用スプリント」と「西村式昼用

マウスピース」から生まれます（以下、「夜用スプリント」と「昼用マウスピース」と略記）。

夜用スプリントと昼用マウスピースはどんなものか？

これについては、順番に説明していきたいと思います。

いまもお話ししたように、ほとんどのケースは3〜4回の通院ですみます。その間、患者さんに合うように、2つの装置の微調整を行います。

通院の必要がなくなっても、ある期間は、この2つの装置を使っていただきます。使い続けることで食いしばりの癖が徐々に消えて行き、顎も正しく使えるようになります。

やがて食いしばりの癖がなくなり、いやな不定愁訴も消えます。さまざまな病気のリスクも軽減され、健康な生活を手に入れられることになります。

次から、西村式歯科治療の具体的な内容をお話ししましょう。

正確な診断・治療は、初診時の問診表への記入から始まる

西村式歯科治療は、初診時の問診表への記入から始まります。

噛み合わせや全身の症状について、精密な審査のもとに治療を進めていく――。

これが当院のポリシーです。

そうしたよりよい歯科治療を行うために、問診表に記入していただきます。問診表は、よりよい歯科治療を行うための大切な資料になります。

問診表には、全部で82のチェック項目があります。それらに対し、「0、1、2、3」の4段階で評価していただきます。

＊1……やや目立つ（それほど強くなく、時々みられる程度）

＊2……目立つ（それなりに強いが、よくみられる）

＊3……きわめて目立つ（非常に激しいか、よくみられる）

＊0……症状がない

問診表は、初回だけでなく、2回目以降に来院されたときにも記入していただきます。

問診票

当医院では噛み合わせと全身との症状について精密な審査のもとに、治療を進めていきます。
これは、より良い歯科治療を行うための重要な資料となります。以下の質問にお答えください。

「やや目立つ」　1…………それほど強くなく、時々みられる程度
「目立つ」　2…………それなりに強いが、よくみられる
「極めて目立つ」　3…………非常に激しいか、いつもみられる
症状のないときは0を記入してください

		初回	2回目	3回目	4回目
	頭				
1	頭痛(前)				
2	頭痛(後)				
3	頭痛(右)				
4	頭痛(左)				
	目				
5	目の下がピクピク				
6	目が痛い、チカチカ(右)				
7	目が痛い、チカチカ(左)				
8	流涙				
	耳				
9	難聴(右)				
10	難聴(左)				
11	耳鳴り(右)				
12	耳鳴り(左)				
13	めまい				
14	乗り物酔い				
	鼻				
15	鼻炎				
16	花粉症				
	口				
17	口が渇く				
	顎				
18	顎が痛い(右)				
19	顎が痛い(左)				
20	顎が重苦しい(右)				
21	顎が重苦しい(左)				
22	口が開かない				
23	顎関節に雑音(右)				
24	顎関節に雑音(左)				
	首・肩				
25	首の凝り(右)				
26	首の凝り(左)				
27	肩凝り(右)				
28	肩凝り(右)				
	背中				
29	背中の痛み(右)				
30	背中の痛み(左)				
	腰				
31	腰痛、ぎっくり腰(右)				
32	腰痛、ぎっくり腰(左)				
	手				
33	手の冷え(右)				
34	手の冷え(左)				
35	手のしびれ(右)				
36	手のしびれ(左)				
37	手に汗をかく(右)				
38	手に汗をかく(左)				

		初回	2回目	3回目	4回目
	足				
42	足の冷え(右)				
43	足の冷え(左)				
44	足のしびれ(右)				
45	足のしびれ(左)				
46	膝が痛む(右)				
47	膝が痛む(左)				
48	足に汗をかく(右)				
49	足に汗をかく(右)				
	皮膚				
50	顔の肌荒れ				
51	湿疹				
52	アトピー				
	呼吸器				
53	咳がでやすい				
54	喘息				
	心臓・血管系				
55	高血圧				
56	低血圧				
57	動悸・不整脈				
	消化器				
58	腹部膨満感				
59	食欲不振				
60	嘔吐				
61	胃腸障害				
62	便秘				
63	下痢				
	泌尿器				
64	頻尿				
65	乏尿				
	生殖器				
66	生理不順				
67	生理痛				
	精神				
68	疲れやすい				
69	何となく不安				
70	集中できない				
71	何もする気がない				
72	イライラしやすい				
73	寝起きが悪い				
74	不眠				
75	歯ぎしり食いしばり				
76	夢が多くて困る				
77	昼間眠い感じ				
78	音に敏感				
79	気を失うことがある				
	その他				
80	アレルギー				
81	リュウマチ				
82	糖尿				

2回目以降も記入していただくのは、治療による改善状況を知るためです。患者さんにも、記入することで自分の状況の変化を知っていただくことができます。

「何も考えず、ありのままの感じを記入してください」

問診表に記入する際、患者さんにはこうお願いしています。

痛みなどの評価は、デジタル評価できません。他の診療科でも、こうした問診表は患者さんの主観に頼らざるをえません。それでもできるだけ資料としての客観性を確保するため、こうお願いしているのです。

丁寧なカウンセリングで、患者さんの訴えを受け止める――

問診表を記入していただいた後、治療に入ります。私の歯科医院では、いきなり治療に入るようなことはしません。

初診に限らず、治療で重要なことは患者さんの話をじっくりうかがうこと――。

私はこう考えています。

「それは当たり前のことでしょ。患者の話をじっくり聞かない先生はいません」

こう反論したい人もおられるでしょう。では、あなたが医療機関を受診したとき、先生はあなたの話をどれくらい聞いてくれたでしょうか？

振り返ると、実際にじっくり話を聞いてくれる歯科医師は少ないものです。

私の歯科医院を訪れる患者さんは、ほぼ例外なく何軒もの病院を訪ね歩いています。その間に、さまざまな肉体的苦痛や絶望に似た精神的苦痛を経験しています。もう、心が不安でいっぱいになっているわけです。

その不安を取り除くためにも、患者さんの訴えを真正面から受け止めなければなりません。その訴えを受け止めるのが、「カウンセリング」です。

私の歯科医院では、専門スタッフが個室で患者さん一人ひとりに対してカウンセリングを行います。カウンセリングを行うスタッフ（カウンセラー）は、業界団体である「一般社団法人歯科業務標準化機構」に認定された専門スタッフです。

個室には、アロマのかぐわしい香りが漂っています。診断前のアロマテラピーになりますが、こうした環境だと、リラックスしたときに現れる脳波（α波）が出ます。

そもそも、歯科医院に喜んでくる患者さんはいません。しかも、不定愁訴などの患者さんは、苦しい悩みの末に私の歯科医院を訪ねてこられます。

そうした患者さんの胸の内はどうでしょうか？　これまでに強いられたさまざまな肉体的・精神的苦痛がオリのように積み重なっています。

どんな症状で悩んでいるのか、その症状はいつから始まったのか。これまでどのような病院で、どのような治療を受けてきたのか……。

心身がリラックスできる環境で話をうかがっているうちに、ほとんどの患者さんが涙ぐんでしまいます。カウンセラーも私も、その様子には感動すら覚えます。

「胸にこみ上げてくるこれまでのつらさと、ようやく苦痛を受け止めてもらえる安堵感が交錯するのだろうな、きっと……」

接した多くのケースと患者さんの表情・態度から、私はこう推察しています。

カウンセリングは、患者さんから一方的に話を聞くだけではありません。

「他に、何か困っていることはないですか？」

カウンセラーの側からも、問いかけます。

このことにより、「そういえば……」と患者さんが気づくこともあります。そうした小さいと思えるようなことがらから、「患者さんの真の悩み」を発見できたりします。

その「真の悩み」を発見して解決しなければ、症状として出ている患者さんのいまの悩み・苦しみは、根本から消えることはない――。

私もスタッフもこのことを胸に深く刻み込み、患者さんと接しています。

口の中の状態確認は、このポイントを踏まえて行う

カウンセリングの後で、患者さんの口の中を診ます。口の中の状態は、以下のようなポイントを踏まえて確認します。

①上下の歯の中心からのずれを診る

ずれが大きいほど、重症の食いしばりになりやすいといえます。

ずれの大きい人は、ずれた側で噛む傾向にあります。食事のときはもちろん、ずれた側で強く食いしばります。おのずとずれた側半分が悪くなりやすく、頭、首、手足に至るまで、同じ側に症状が出ます。

②舌に歯形がついていないか、頬粘膜にスジがついていないかを診る

第1章でお話しした食いしばりの特徴です。

食いしばる人は、舌を下の歯に強く押しつけます。そのため、舌に波を打ったような歯形がついています。頬粘膜のスジは、上下の歯を強い力で頬の内側に押しつけることでできます。

このどちらかが認められる人は、強い食いしばり習慣があります。

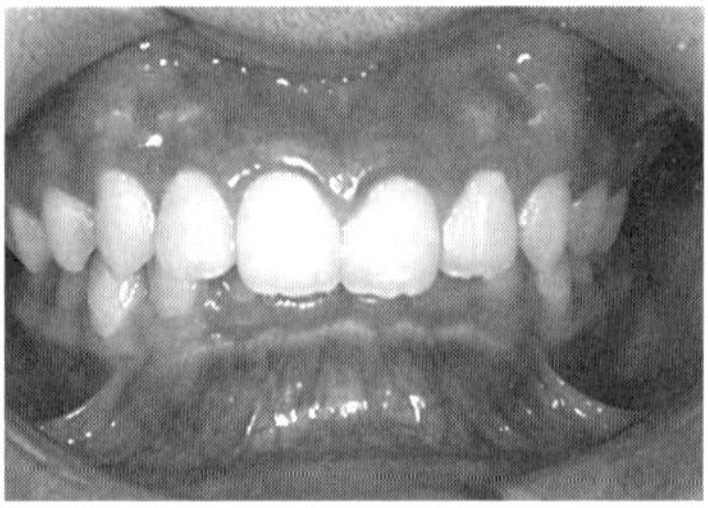

上の歯が下の歯に完全にかぶさっている

③上下の歯の重なり具合を診る

上下の歯の重なり具合も、食いしばりの原因になります。

上下の歯の重なり具合を診て、下の歯がどれだけ見えているかをチェックします。下の歯が2／3ほど見えていれば普通の状態です。1／2以下なら、下顎が後ろに後退している場合が多いといえます。

下の歯がほぼ見えない状態は悪い姿勢で、まず食いしばりが起きてきます。また、下顎が後ろに下がっているため、上を向いて寝るとますます顎が下がって気道をふさぎます。上を向いて寝られなくなり、常に横を向いて寝るようになります。

④上顎と下顎に、大きな突起物（口蓋隆起）があるかないかを診る

これも、第1章で紹介しました。

強い力で食いしばると、骨の防御反応として顎に大きな突起物（コブ＝口蓋隆起）ができることがあります。大きな突起物は、下顎にも上顎にもできます。両方にある場合も、

片方だけの場合もあります。

⑤親しらずがあるかないかを診る

上下の歯がきちんと噛み合っていても、親しらずは基本的に抜歯をおすすめしています。特に、曲がって生えていたり、横を向いていたりする場合、噛み合わせの関係から抜歯が望ましいといえます。親しらずが常に頬の内側や舌に当たり、これが違和感となって食いしばりの原因になるからです。

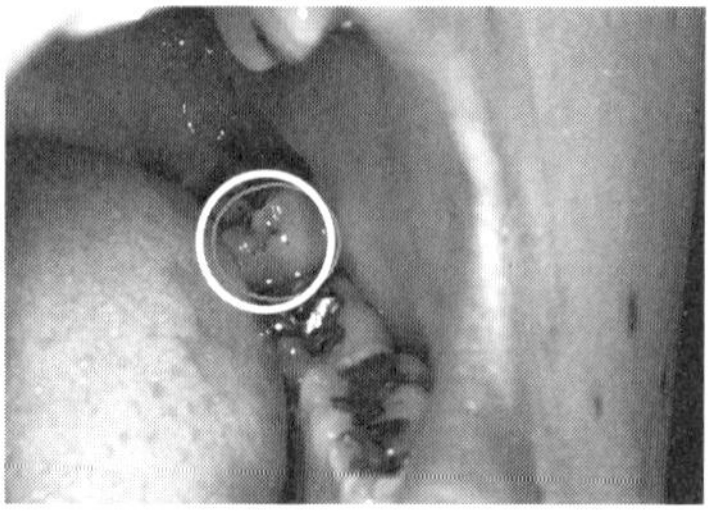

親しらずを抜いただけで楽になる

⑥歯の抜けたところがないかを診る

歯は、全部で28本あるのが基本です。歯が1本でも欠損していると身体のバランスを崩し、食いしばりの原因になります。

⑦歯科金属（アマルガム）の有無、かぶせ物の歯の高さを診る

このことは、前章で詳しくお話ししたので、ここでは省略します。

口の中の状態を説明し、楽になる状態を体験してもらう

いまお話ししたようなことをすべてチェックしたうえで、患者さんに現在の口の中の状態を説明していきます。必要に応じて、楽になる状態を体験してもらいます。

①上下の歯のずれが大きい場合

ずれの大きい人には、左右どちらにどれだけずれているかを確認してもらいます。

患者さんに鏡を持ってもらい、下顎が左にずれている場合、下の歯を右に少しずらして正中に合わせてもらいます。右にずれていたら、下の歯を左に少しずらして正中に合わせてもらいます。その後で、後方に下がっている下顎を前方に持っていきます。

患者さんに、その状態を覚えてもらいます。覚えてもらう理由は、後で「身体が一番楽な顎の位置」で呼吸を実感していただくためです。

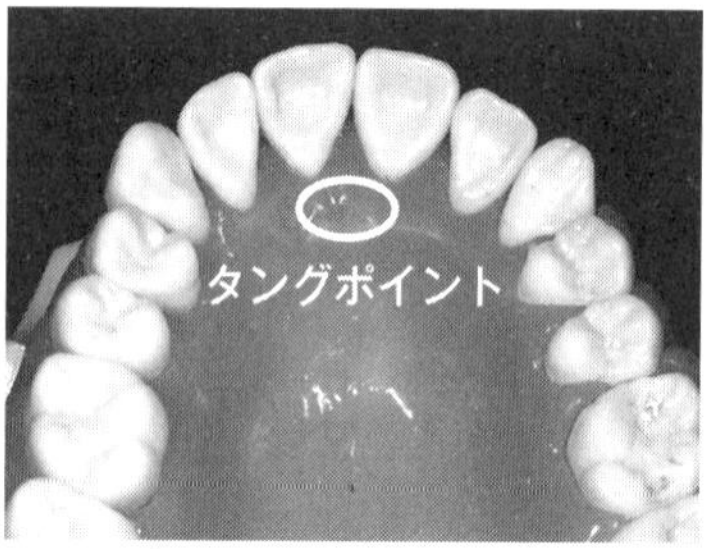

写真の円の部分がタングポイント

②舌に歯形がついているか、頬粘膜にスジがついている場合

こうした場合、まず次のように説明します。

「舌は、タングポイント（上写真参照）にあるのが普通です。唾を飲み込んだときには、上顎に押しつけるのが普通なのですよ」

次に、タングポイントに、舌の先を強く2秒間押しつけて離す動作を行ってもらいます。舌の先を少し内側に丸めて押しつけるようにするのがコツです。この動作は、10回繰り返してもらいます。たったこれだけで、肩や背中が楽になるのが感じられます。

③上下の歯の重なり具合で、下の歯が見えないような場合

下の歯が1／2以下しか見えない、あるいはほぼ見えない状態になると、食事を奥歯ばかりで噛む癖がついています。見えない人ほど、その癖は強くなっています。

奥歯ばかりで噛む癖がついているため、噛むときは奥の筋肉ばかりを使っています。症状がひどい人には、タオルを使う引きちぎりの動作をしてもらいます。この動作と実感は重要ですので、項を改めてお話しします。

④上顎と下顎に、大きな突起物（口蓋隆起）がある場合

大きな突起物のある人は、まさに激しい食いしばりです。そういう人には、「夜用スプリント」が必要となります。夜用スプリントについては、後でお話しします。

⑤親しらずがある場合

患者さんと相談のうえ、親しらずの抜歯をおすすめします。親しらずを抜いただけで症状が楽になる人もいます。親しらずが頬の内側や舌に常に当たらなくなり、症状が楽になります。

⑥歯の抜けたところがある場合

「左右どちらかの歯が1本でも欠損していると、身体のバランスが崩れます」

この説明の後、身体のバランスの崩れを実感してもらいます。

まず患者さんに少し踏ん張って立ってもらい、左右から身体を押します。すると、歯がない側に力が入らず、よろけやすくなります。歯がそろっている側は力が入り、押してもよろけません。

⑦歯科金属やアマルガムが入っている場合

保険で使用されている歯科金属やアマルガムは、ほとんどの方が身体に合いません。患者さんの了解を得て、これを外します。それだけで、その場で楽になった方がいます。

全身の歪みを診る

口の中に続いて、全身を診ます。壁の前に立ってもらい、真正面から身体がどのように歪んでいるかを確認します。

たいていの患者さんは、左右の肩の高さが違います。どちらの肩が高いかを診ます。片方だけに食いしばりがある場合、顔の面積も左右で異なっています。

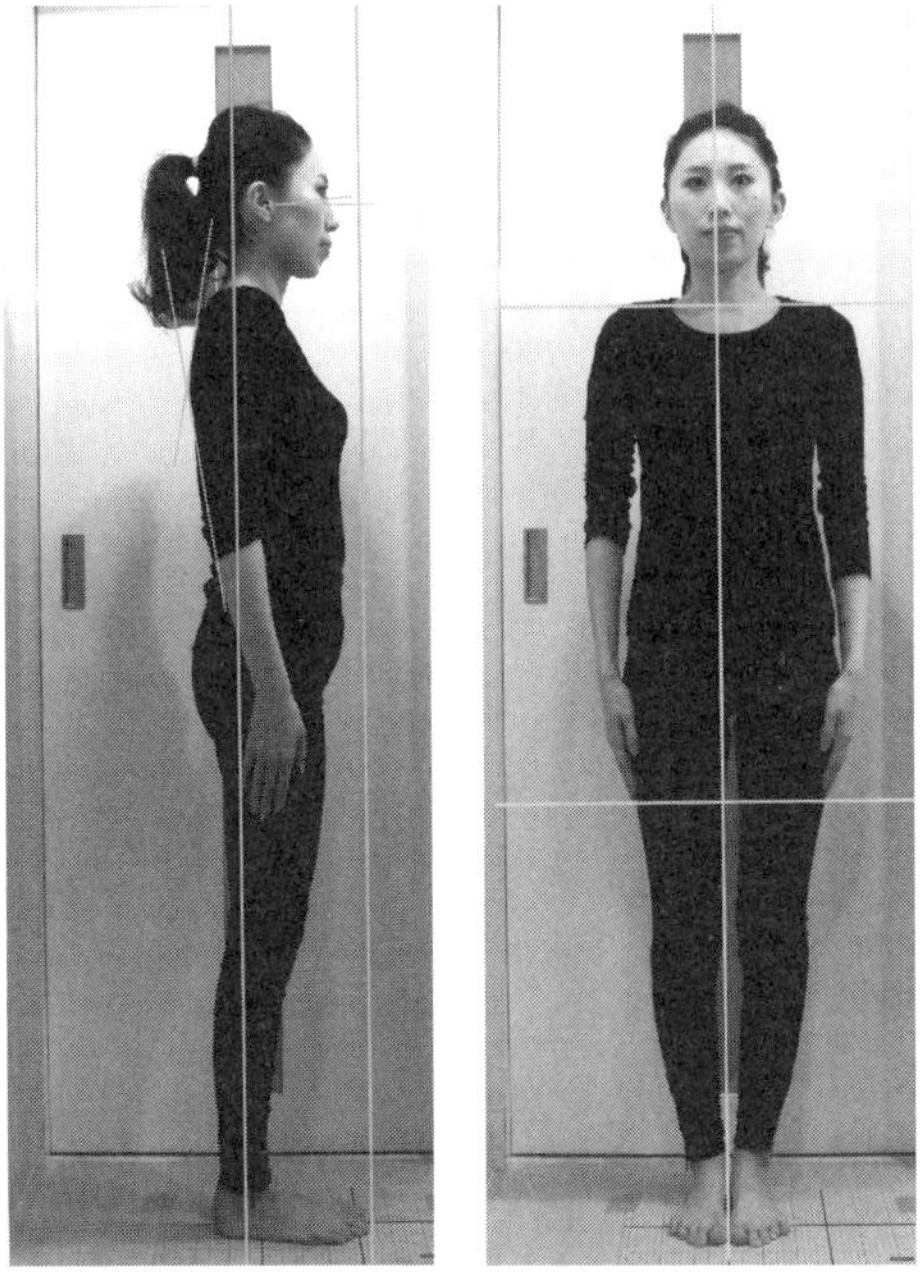

壁の前に立ち身体の歪みをチェック

また、身体が回転するようにねじれている人もいます。そうした状態の有無も診ます。

横から見た姿勢も確認します。猫背になっていないか、S字の姿勢になっていないかなどを診ます。

患者さんの身体を前後左右に押してみて、どの方向によろけやすいかなども確認します。押すことで、身体のバランスの崩れを診ます。

「リラックスして、いつもと同じような状態で立ってください」

全身を診る際、こうお願いしています。

こうした検査を行うと、無理に姿勢を正そうとする人もいます。無理に姿勢を正すと、正確な診断の妨げになるからです。

私は、さまざまな患者さんを診てきました。自然に立っているか、無理に姿勢を正そうとしているかはすぐわかります。それでも患者さんの状況を正確に把握し、早く効果を出す治療を行うために、患者さんにはこうお願いしているのです。

顎の位置を変え、身体が一番楽になる位置を確認してもらう

次に、患者さんに身体が一番楽に感じる顎の位置を確認してもらいます。

最も呼吸しやすいと実感できる位置――。

表現を換えると、身体が一番楽な位置ともいえます。その位置の確認と実感は、上下の

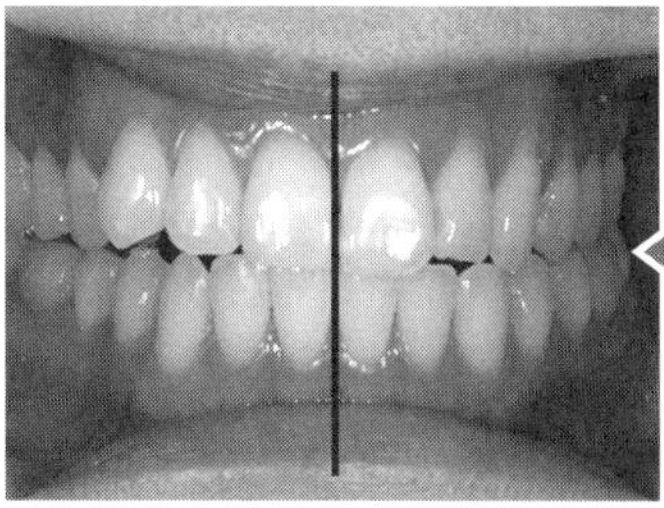
下の歯を右にずらして正中を合わせる

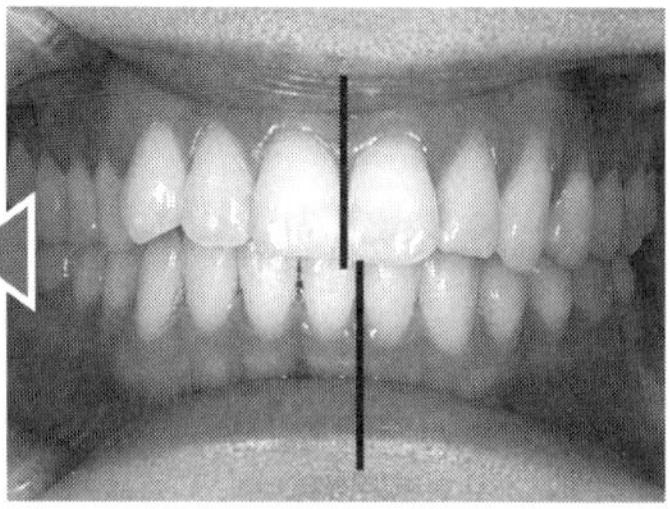
正中が少しずれている

歯のずれが大きい場合に行った方法を用います。

①患者さんに、鏡を持ってもらいます

②下顎が左にずれている場合、下の歯を右に少しずらして正中に合わせてもらいます。右にずれていたら、下の歯を左に少しずらして正中に合わせてもらいます

③そのまま、後方に下がっている下顎を前方に持っていきます。この状態で力を抜き、リラックスしてもらいます

順番が逆になっても大丈夫です。まず、下顎を前方に持ってきて、その後、左右のずれを調整して正中に合わせてもＯＫです。

「息が吸いやすくなりましたか？」

身体が楽な位置に顎を持ってきたところで、患者さんに確認します。

「息が吸いやすくなった。不思議ですね、なぜでしょう？」

患者さんはまず、こう質問してきます。

息が吸いやすくなったのは顎を前に出すことで気道が開き、口の中のボリュームが増えたためです。口と鼻はつながっているため、口の中のボリュームが増えると自然と呼吸がしやすくなるのです。たったこれだけで、しつこい鼻づまりが楽になります。

また、血流がよくなり、身体が温かくなったようにも感じるはずです。血流がよくなって首や肩の筋肉が柔らかくなり、首や肩の凝りが軽くなったのもよく実感できます。

西村式歯科治療では、夜用スプリントを使う――。

先に、こうお話ししました。

西村式歯科治療では、昼用マウスピースも使います。昼用マウスピースはこの後で説明しますが、この状態になるように作成します。

夜の食いしばりをやめるため、夜用スプリントを作る

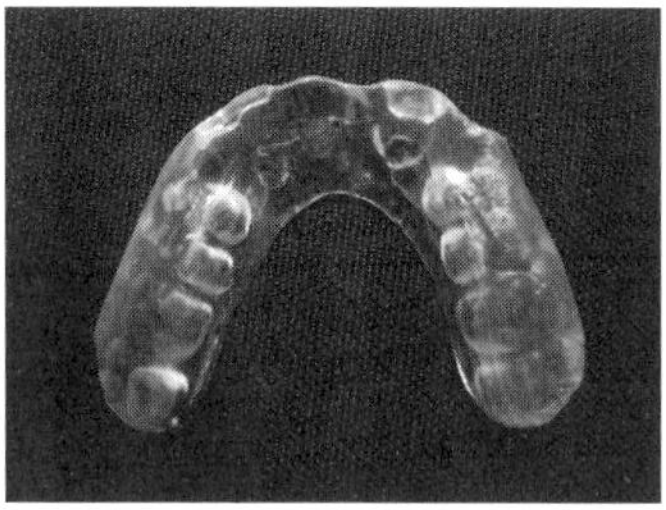
一般に使用されているマウスピース

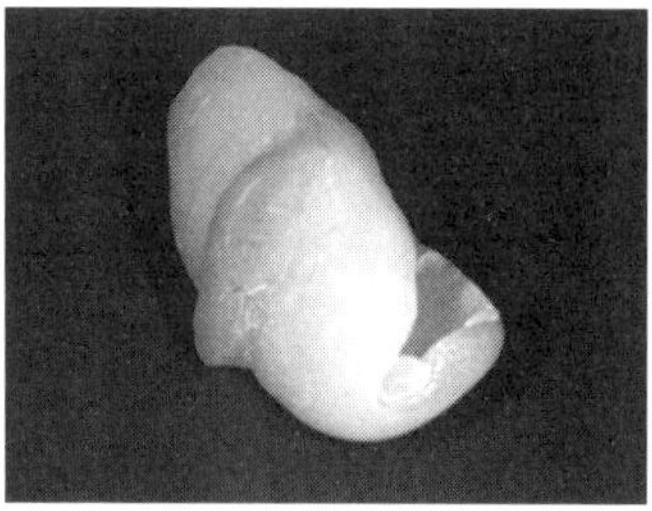
夜用スプリント（実用新案登録）

いまも少し触れましたが、西村式歯科治療では、夜用スプリントと昼用マウスピースを使います。この2つの装置を使うことで、治療効果がアップします。

まず、夜用スプリントからお話しします。

夜用スプリントは、夜の食いしばりをやめるための画期的な治療装置です。私が独自に開発し、実用新案に登録認定されています（実用新案登録第3177755号）。

不定愁訴の主原因は、眠っている間の食いしばりにある――。第1章でお話ししましたが、このことはわかっていただけたと思います。

食いしばると、上下の歯が接触します。その接触が増えれば増えるほど肩凝り、頭痛、腰痛、めまいなどの症状が重くなります。昼間だけマウスピースをしていても、なかなか改善されません。

夜間に食いしばりが起きてしまえば、また元に戻ってしまうからです。他の歯科医院のほとんどは、昼も夜も同じマウスピースを使っています。

形は、歯全体をおおうようになっています。昼間と同じマウスピースを使って寝ると、どうなるでしょうか？　眠ってしまうと食いしばりを意識できません。以前と同じように、マウスピースごと歯を食いしばります。マウスピースという違和感があるため、かえって症状が悪化するケースが出てきます。

当院の夜用スプリントは、一般のマウスピースと大きく形が異なります。

夜用スプリントは唇側を薄くし、正中にボリュームが出るように盛り、角度をつけています。次ページの写真を見るとわかるように、中心の下部が飛び出しています。この独特の形と上顎の前歯に装着することから、食いしばり防止効果が生まれます。

①夜用スプリントを装着すると上下の歯が接触せず、スプリントの先端が下顎の歯の1点だけに当たる

②夜用スプリントを装着した状態で口を閉じると、上下の歯の間に5ミリほどの隙間ができる

この2つが、夜用スプリントの大きな特性です。その特性のため奥歯で食いしばろうとしても、前歯でしか食いしばれなくなります。奥の筋肉の緊張や疲労が減少し、不快な症状を軽減してくれます。

夜用スプリントは、初診時の診察ですぐ作ることができます。患者さんには、その日の夜からさっそく使ってもらいます。もちろん、毎晩装着してもかまいません。

「夜用スプリントを装着しているとき、下の顎はどこに置けばいいですか？」

患者さんから、この質問を頻繁に受けます。

この場合、下の顎の位置はどこでもいいのです。置けると

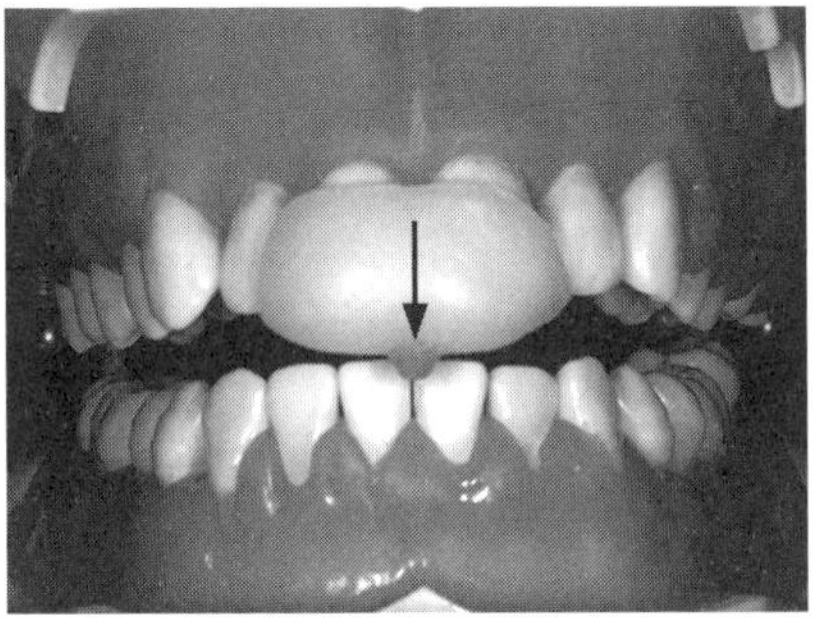

下の顎の１点のみで接触

ころに置いてください。

どちらにしても寝ている間、下顎は収まるところにしか収まりません。収まりが悪いと感じたら、収まりがよくなるまで、工夫しながら夜用スプリントを調整していきます。

下顎を少し前に出すために、昼用マウスピースを作る準備をする

初診時には、昼用マウスピースを作る準備もします。夜用スプリントは上顎の前歯につけますが、昼用マウスピースは下の歯全体につけます。

夜用スプリントは、食いしばりをやめるための装置です。昼用マウスピースは、昼の食いしばりをやめるための装置ではありません。

下顎を正中に持っていき、顎を少し前に持っていく。筋肉に下顎のその正しい位置を覚えさせ、身体のバランスを整え、姿勢をよくする——。

これが昼用マウスピースの目的で、結果的に食いしばらないようになります。

筋肉が正しい下顎の位置を覚えると、マウスピースを外しても、正しい位置を維持でき

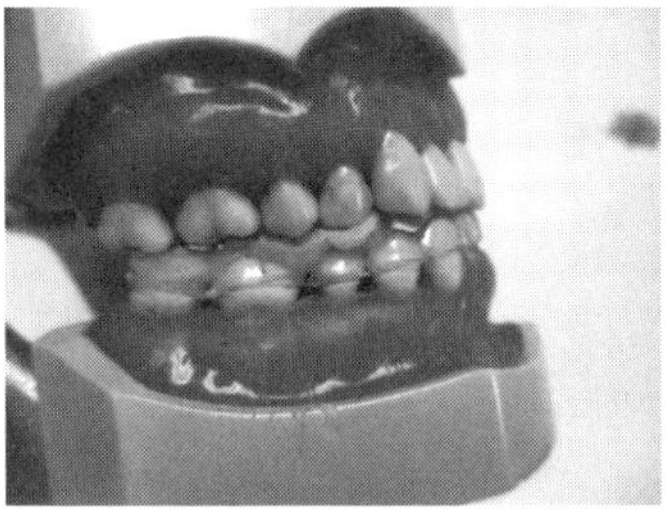
昼用マウスピースは下の歯に装着

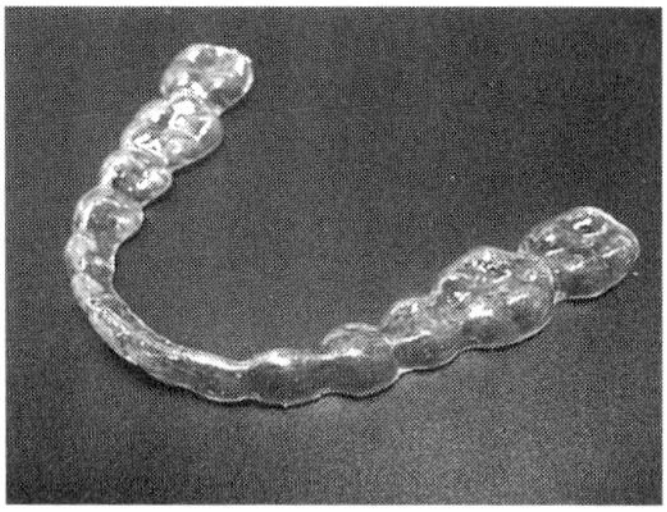
薄く作られた昼用マウスピース

るようになり、その結果、装置はいらなくなります。

他院でもマウスピースを使っていますが、下の歯ぐきまでおおいかぶさるほどの大きさです。つけたときの違和感が大きく、患者さんによってはかなり負担を感じます。

当院のマウスピースは、大きさがまったく違います。

当院の昼用マウスピースは、下の歯にかぶせるような感覚です。薄さそのものもとても薄く、負担がかなり軽減されます。

しかも、目的を果たすために、微妙な調整が必要です。そうした微調整を行うため、患者さん一人ひとりの完全オーダーメイドとなります。

装着すると、口の中の緊張や首や肩の筋肉の緊張を取ります。首や肩が非常に楽になり、口の開かない人は大きく開けることができるようになります。顎関節症では、口を開けるたびに鳴っていた顎の音も減少します。

昼用マウスピースの作成では、初診時に下顎の歯の形を取ります。その歯形を元に、2回目の来院時までに作成します。

昼用マウスピースは、2回目の来院時に調整して完成する

2回目の診断と治療は、だいたい初診の2週間後です。このとき、昼用マウスピースを装着してもらって調整します。

患者さんは、すでに夜用スプリントを使っています。2回目の来院時には、かなり症状が楽になっている方も少なくありません。

「夜用スプリントをつけてひと晩寝ただけで、次の日は症状がすごく楽になった」

患者さんから、こんな劇的な改善報告が寄せられるケースが

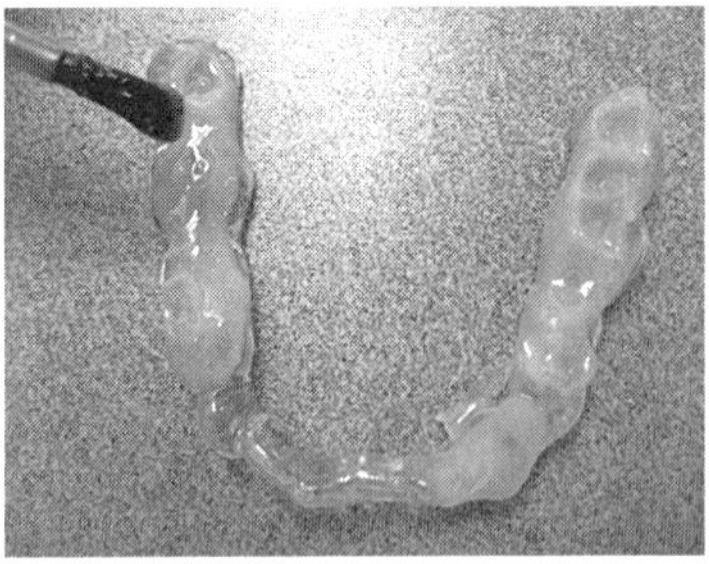

何度も調整を行って仕上げる

よくあります。その声には、実感としての喜びがあふれています。

昼用マウスピースは、次のような診断・微調整を行いながら完成させます。

①触診……患者さんが痛みを感じる部位を触診し、確認する。

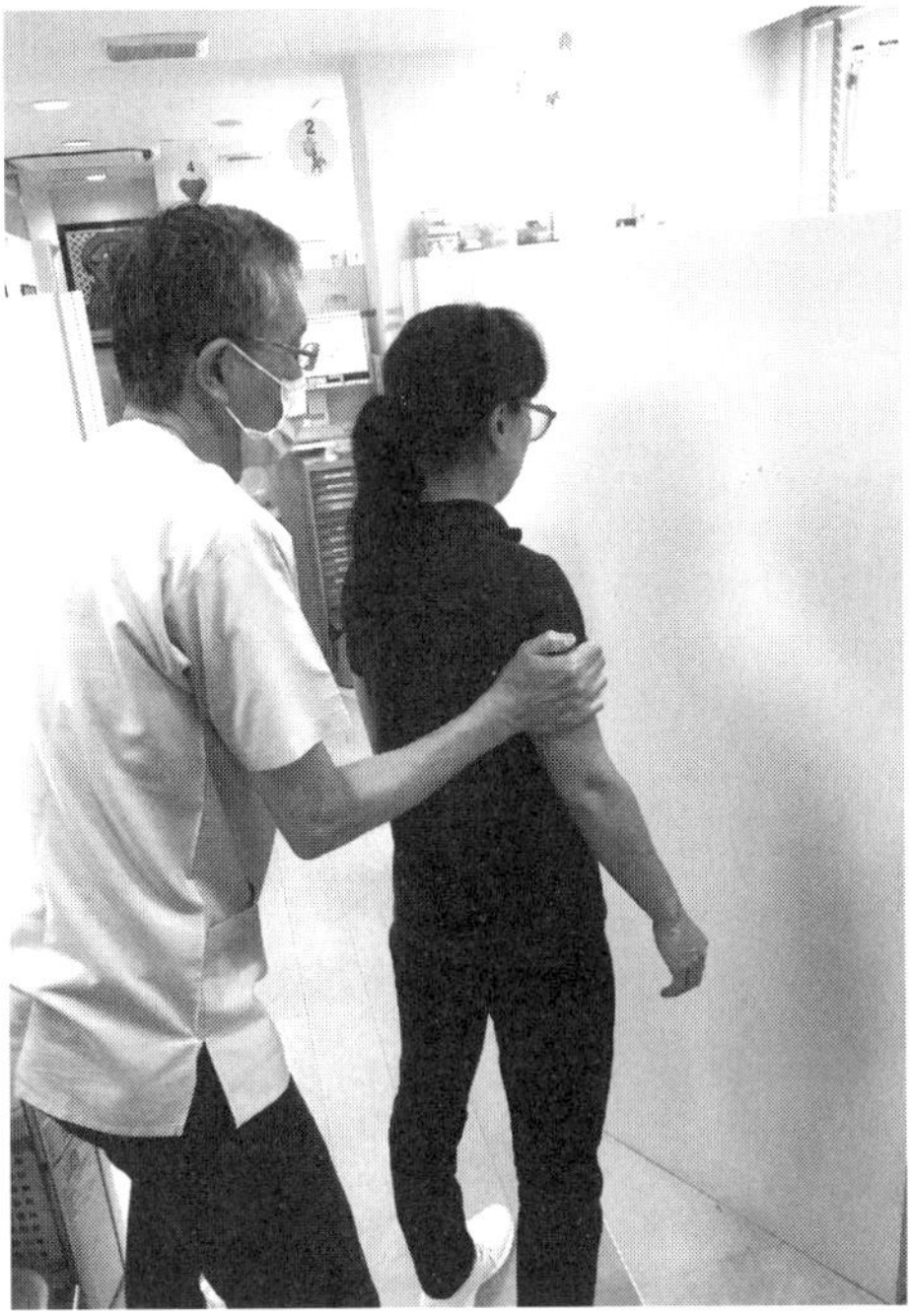

身体を前後左右に押してブレないように調整

②目を閉じての足踏み……目を閉じて足踏みしてもらい、前後左右どちらに進んだかを見て調整する。

③身体を前後左右に押す……身体がブレないように調整する。

④首の可動域を見る……首を左右にどのくらい動かせるかを見て調整する。

⑤筋の触診……肩や首など、痛みが生じている部位の筋肉の張りを見て調整する。

以上のことを行って、細かな身体の変化を診ながら、マウスピースを微調整します。必要な箇所にはごくわずかな量の材料を足し、微調整を繰り返します。こうした作業があるからこそ、オーダーメイドのマウスピースが完成します。

患者さんが、「身体が楽になった」「息が吸いやすくなった」と実感できる状態に持っていく――。

昼用マウスピースを作るうえでの最重要ポイントです。微調整が終われば、最後に研磨をして仕上げていきます。

夜用スプリントは、基本的に3ヵ月続けて装着する

いまお話ししましたが、夜用スプリントをつけた翌日から改善を感じる患者さんもいます。

わずか1ヵ月の装着で、まったく食いしばりがなくなる人もいます。頭痛や肩凝りが完

全に解消されるため、まったく必要なくなる場合もあります。

「基本的に、3ヵ月ほどは続けて装着してください」

患者さんには、こうお話ししています。

この装置をつけると、これまで10の力で食いしばっていた人が、食いしばっても5とか4の力で食いしばるようになります。時間が経過するうちに、食いしばる力がどんどん減っていきます。

その後、外したり、装着したりして様子を見てください。装置を外しても症状がなくなる方もいますし、食いしばりが再発したときだけ、装着する患者さんもいます。

「装着すると安心して眠れます。つけないと、不安になって……。毎夜つけて寝ていても、問題はないのでしょうか？」

食いしばりが改善されても、毎夜続けて装着している患者さんがいます。そうした患者さんから、先のような質問を受けることがありますが、毎夜連続して使っても、まったく問題ありません。

どのような使い方をするにせよ、最終的には装置に頼らなくても、食いしばらないようにすることです。いずれ、装着しなくても安心して眠れるようになります。

夜用スプリントで食いしばらないようになると、姿勢が改善され、余分な力が入らないようになります。こうした方は、装置の必要がなくなります。

しかし、いつまで経っても癖で背中に力が入ると背中が痛く、腰に力が入ると腰が痛く、頭に力が入ると頭が重くなります。こうした方には、夜用スプリントは毎日必要になってきます。

夜用スプリントは、中心にある出っ張りの調整が重要です。この角度が姿勢のバランスを決める重要な役割を担っています。患者さん一人ひとりにつき、今の身体のバランスの状態をよりよいバランスに改善するために調整します。

使用で不安になるようなことがあれば、随時ご相談ください。必要に応じ、夜用スプリントの調整を行います。

短時間でも、昼用マウスピースは半年から1年は装着する――

昼用マウスピースには、上の歯が収まるように穴が開いています。できるだけ噛まないように、そっと穴に合わせる――。

昼用マウスピースは、こうした感覚で使います。

「昼用マウスピースは、絶対に一日中つけていなければならないのですか?」

患者さんから、よくこの質問を受けます。

昼用マウスピースは、簡単に着脱できます。食事のときは外します。

仕事の関係上、昼間はマウスピースをつけていづらいこともあるでしょう。たとえば、接客業など、常に人と接するような仕事の場合です。こうした場合、つけられる時間につけるということでかまいません。

自分の生活スタイルに応じて、使ってかまわない――。

昼用マウスピースは、こう考えていただいて一向に差し支えありません。

昼用マウスピースを使い始めて2～3ヵ月ほどすると、症状がかなり緩和されてきます。なかには、まったく症状が消えてしまう人もいます。これは、下顎の筋肉が正しい顎の位置を覚えるためです。

そうなると、下顎が前方に移動し、口の中のボリュームが大きくなり、息が吸いやすくなります。姿勢もよくなり、身体のバランスが整えられていきます。

症状が緩和されると、外してしまう患者さんが少なくありません。

患者さんには、あらかじめこうお話ししています。

「半年から1年ほどは、1日に1～2時間でもかまわないので続けて装着してください」

1日1～2時間くらいつけるだけでも、何もしないよりは治療効果があります。毎日の時間は少なくても、半年から1年くらい装着していると、「ここが身体が楽な顎の位置だ」と、下顎の筋肉が覚えてくれます。

顎の位置がよくなってくると、姿勢もよくなってきます。姿勢がよくなるということは、身体のバランスが整うということです。

こうした状態になると、下顎はつねに前方に出ている状態になります。下顎が前に出るようになると、よくなっていると思ってください。当然、下顎が前に出ると、奥で食いしばりにくくなります。

「私は、どうしても1時間しかつけられません。どうしたらよいでしょうか？」

困った顔で、相談される患者さんもいます。それしかできないというのであれば、それでかまいません。

「しかしですね、装着時間が長いほうが症状は早く改善します。平日はほとんどつけられないのであれば、休日などに少し長くつけるなど工夫をしていくといいでしょう」

短時間しか装着できない患者さんには、こうしたアドバイスをしています。

1年くらい装着して、ほとんど症状がなくなった後は、自分で身体の調子と相談しながら使ってもらってけっこうです。身体が楽な下顎の位置を筋肉が覚えれば、外しても身体が楽な顎の位置が保持されます。

患者さんによってまったく必要なくなる人もいれば、定期的に必要になる人もいます。

痛みが生じたり、体調が悪くなったときだけ装着するなど、それぞれの使い方をしてもらってかまいません。

治療効果を高める指導①……前歯で噛む正しい噛み方を覚える

昼用マウスピースと夜用スプリントを使った西村式歯科治療は、短期間で劇的な改善が見られることが少なくありません。

しかし、より早く、そしてよりよくなっていただくために、当院で指導しているいくつかの方法があります。この方法を実践していただくと、相乗効果で改善効果が早く現れます。

装置にだけ頼るのではなく、みずから悪習慣を変える努力をする。そのことでより早い改善が期待できますし、再発防止にもなります。

その一つが、「前歯を使う正しい噛み方」です。

大多数の人が無意識に行っている噛み方は、主に片側の奥歯を使って噛む「奥噛み」です。奥噛みは最初から大臼歯を使い、下の顎は前に滑走させず、ほぼちょうつがい運動だけで噛みます。

奥噛みが習慣になると、口輪筋など口周辺の筋肉が弱っています。そして、奥歯ばかりで噛むために、顎周辺の筋肉が疲労してうっ血し、ちょうど正座で脚がしびれたような状態になっています。

正しい噛み方は、前歯を使う「前噛み」です。「前噛み」は大切な自分の歯を守り、口の中はもちろん、身体全体の健康の維持にとても役立つ噛み方です。日常での前噛みの練習は、次のように行います（図7）。

①下顎を前のほうへ、終点部付近まで滑走させ、前歯の切端どうしで噛みます。舌は動かさないようにします

②食べ物を少しずつ後ろの歯に送りながら、噛みます。小臼歯までは、左右両側で均等に噛みます

③十分に噛み砕いてから、最後に大臼歯で噛みます。このときは、片側で噛んでもかまい

図7　前噛みと奥噛み

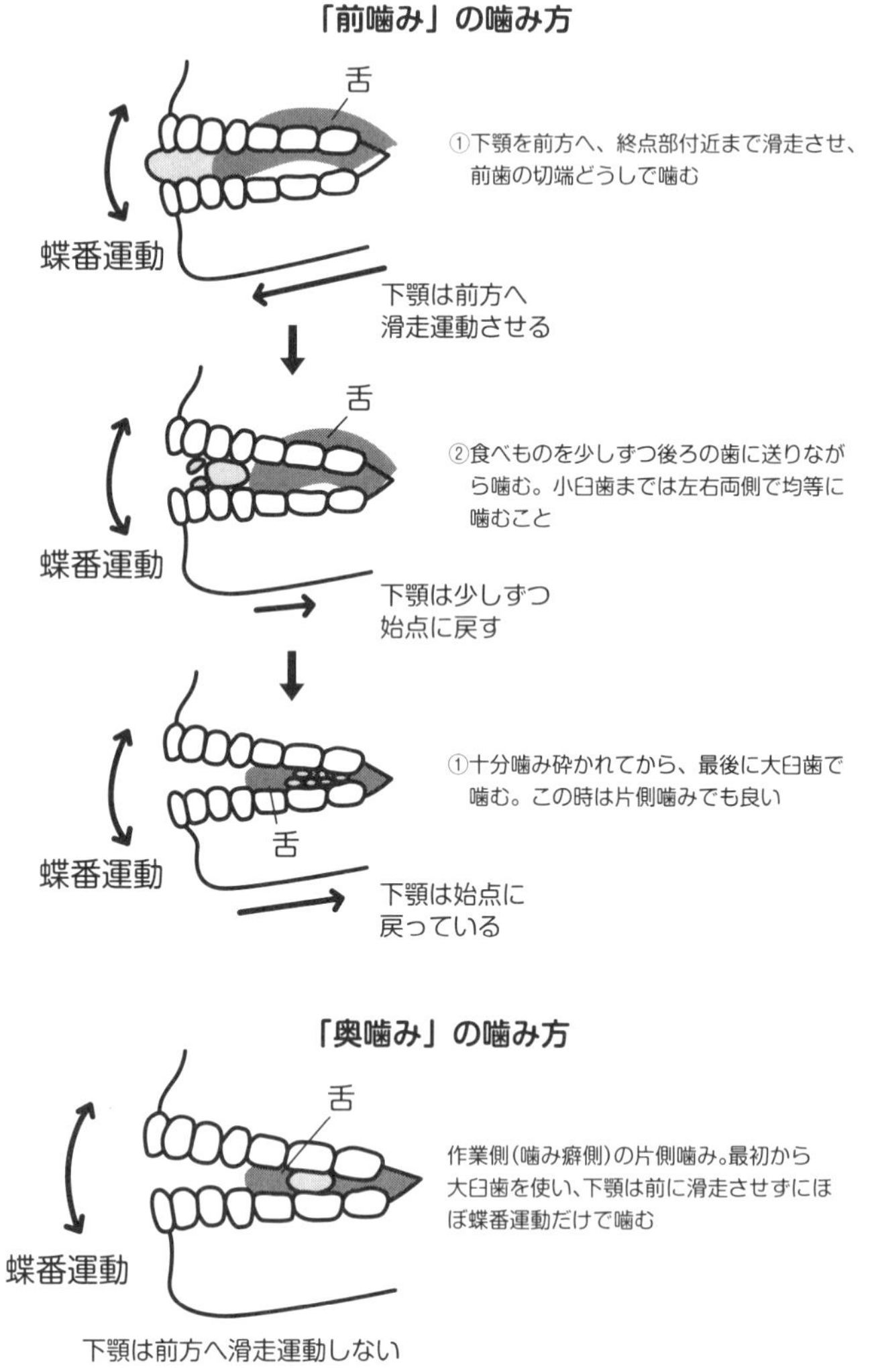

参考：『歯と全身に効く「かみ方」の秘訣』（海苑社・石幡伸雄）

ません

コツは、ひと口分の量を少なめにすることです。また、慣れるまでは硬い物は避け、比較的軟らかく食べやすい物にするとよいでしょう。食べ方に慣れたら、少しずつ硬いものをこの噛み方で食べるようにしてください。

食事でこうした正しい噛み方を実践していると、顔の筋肉のすべてを使います。奥歯で食いしばることがなくなり、首や肩も楽になっていきます。

前歯で噛むことに慣れていないため、最初は食べづらいかもしれませんし、食べている気がしないかもしれません。慣れるまでは難しいかもしれませんが、意識していつもとは違う噛み方をする訓練をしましょう。食事の際に意識して1ヵ月も繰り返し行えば、それが当たり前になります。ぜひトライしてください。

治療効果を高める指導②……正しい舌の位置を覚える

正しい舌の位置を覚えてもらう——。

これがより早く、よりよくなっていただくための第二の方法です。

食事をしているときや会話をしているとき以外は、舌は上の顎についているのが正しい状態です。身体に、舌のその状態を覚え込ませる方法があります。

①舌先をタングポイントにつけてください。わずかに膨らんでいる部分が感じられると思います。そこが舌先の位置です

②次に、舌の根本を上の顎に向けて持ち上げるようにしてください。ごくわずかに吸うようにしてみると、スムーズに密着できます

日常生活において、自分の舌にこの状態をしっかり覚え込ませます。

1日に何度も「舌を上の顎につける」を意識して、繰り返し行ってみてください。舌が正しい位置にあると、口呼吸から鼻呼吸に変わって、鼻が通りやすくなります。舌をタングポイントにつけていると、慣れるまでは舌の付け根の筋肉がだるくなることがあるかもしれません。しかし、いずれ気にならなくなるので心配いりません。

特に成長期の子どもさんの場合、タングポイントは大切です。タングポイントに舌があると、上顎が舌の刺激で大きくなります。反対に、下顎に舌があると下顎が大きくなります。舌の位置によって顎の大きさが変わり、それに伴って歯並びまで変わってきます。

成長期の子どもさんの場合、舌の位置は大人以上に歯並びに影響を及ぼします。子どもさんは舌の正しい位置を知りませんから、親がその位置を教えてあげてください。

主訴は消えても、肩甲骨などに一部の痛みが残る場合――

非常にまれですが、2つの装置を装着しているにもかかわらず、一部の症状が改善されない方がいます。そうした方は、こう訴えられます。

「主訴は消えたのに、肩甲骨などに一部の痛みが残っています」

その原因として、次のようなことが考えられます。

①昼用マウスピースを装着する時間があまりにも少ない

②昼用マウスピースを噛んでしまう

③昼用マウスピースで姿勢は改善されるが、悪い姿勢の癖があまりにも強い

それぞれのケースに対し、次のようなアドバイスや指導、必要な治療を行います。

①昼用マウスピースの装着時間が少ない場合

昼用マウスピースは、連続して装着すれば、毎日1〜2時間でも効果があります。

ただし、装着する時間があまりにも少ない場合、連続して装着できない場合、できる限り連続装着する時間を増やすようにアドバイスします。

②昼用マウスピースを噛んでしまう場合

昼用マウスピースをどうしても噛んでしまう人は、一度マウスピースを外してもらいます。その代わり、1週間ほど夜用スプリントを昼間に装着して過ごすように指導します。

長時間にわたる装着は難しいかもしれませんが、1時間つけるだけでも違ってきます。昼間の食いしばりが改善されてきたところで、再び昼用マウスピースを装着するようにします。

③悪い姿勢の癖があまりにも強い場合

姿勢を正すアドバイスと指導を行います。

正しい靴の選び方、正しい靴ヒモの結び方、正しい歩き方、足指の体操（ひろのば体操）、枕作り、姿勢を正すエクササイズ……。

姿勢の改善で、私は足に注目しています。身体全体を支え、姿勢を決めるのは足だからです。足に注目した姿勢の改善は、第6章のセルフケアで詳しくお話しします。

矯正治療が必要な場合は、口の中のボリュームを増して息を吸いやすくする

これもまた本当にまれですが、不定愁訴などの症状がひどく、2つの装置を使ってもなかなか改善されない方もいます。その場合、装置を変えたり、歯の噛み合わせを診たり、先にお話しした姿勢のアドバイスを行ったりします。

この方法でまず改善されますが、なかには矯正治療が必要になる患者さんもいます。その場合は、初診から3ヵ月くらい経過して、ある程度症状が改善してから行います。

私の歯科矯正治療は、一般的な歯科矯正治療とは考え方が違います。

現在の矯正治療は、審美的な目的で行われていることがほとんどです。つまり、見た目の美しさばかりを追求しています。これは、「美しい歯並びが正しい歯並びである」と決めつけてしまっているためです。

上下それぞれ両側から2本ずつ抜いて、歯が一列に並ぶようにする……。

よく行われるのがこの方法です。

見た目は確かにきれいですが、歯を抜いてしまったことで顎が小さくなります。そのため必然的に口の中のボリュームが小さくなり、息がしづらくなります。

すると、何とか気道を確保しようと、食いしばることになってしまいます。

こうした矯正治療を行った後、身体の調子が悪くなっていく人がいます。

口の中のボリュームが小さくなって呼吸がしにくくなり、食いしばるようになった……。

その原因を、私はこうとらえています。この考え方から、私が行う矯正治療はおのずと違うものになります。

口の中のボリュームを大きくし、息を吸いやすい状態（酸素が身体に入りやすい状態）にする――。

これが、私の歯科矯正治療です。そのため、下の顎を前に持ってくることが矯正のポイントになります。

矯正治療で下の顎を前に持ってくると、口の中のボリュームが大きくなります。息を吸いやすくなり、食いしばりも改善され、不定愁訴などの症状もよくなります。

ここまで、西村式歯科治療についてお話ししてきました。効果は抜群ですが、方法としては非常にシンプルであることがおわかりいただけたと思います。

次章では症例を紹介しながら、より具体的に治療内容についてお話ししていきます。

第5章

【臨床例】食いしばりが直り、病気・不調が改善した！

●症例1
歯ぐきの痛み、手のしびれ、肩凝り、口内炎、皮膚炎（湿疹）

大阪府大阪市　M・Oさん（56歳・女性）

①主訴……左上奥の歯ぐきが痛く、歯ぐきが腫れている。手がしびれていてかゆい。

②その他の症状……金属を入れた歯の側の舌に、よく口内炎ができる。歯肉炎もよくできる。今回、それと前後して突然、全身に皮膚炎（湿疹）を発症して身体がかゆい。呼吸しにくくなるほどの肩凝りになることもある。

歯ぐきの痛みと腫れ、手のしびれ以外に、Oさんにはさまざまな症状がありました。疲れやすい、何となく不安、集中できない、何もやる気がしない、イライラしやすい、寝起きが悪い、不眠、夢が多くて困る、昼間に眠い、音に敏感……。

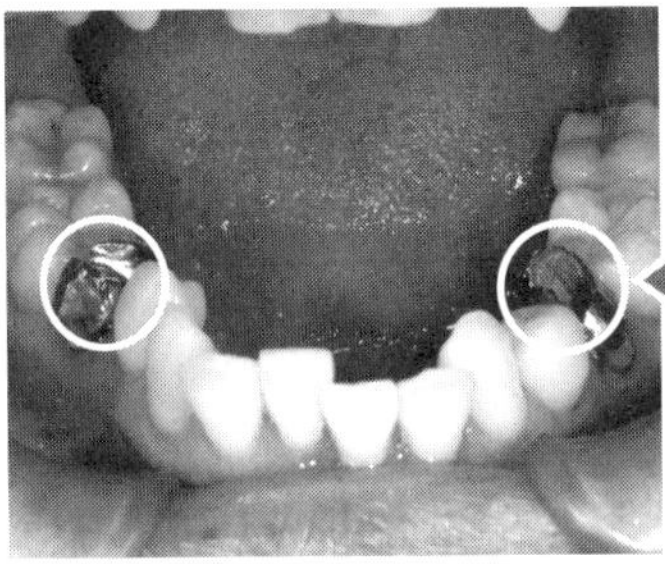
取った金属を戻すとすぐにかゆみが出現

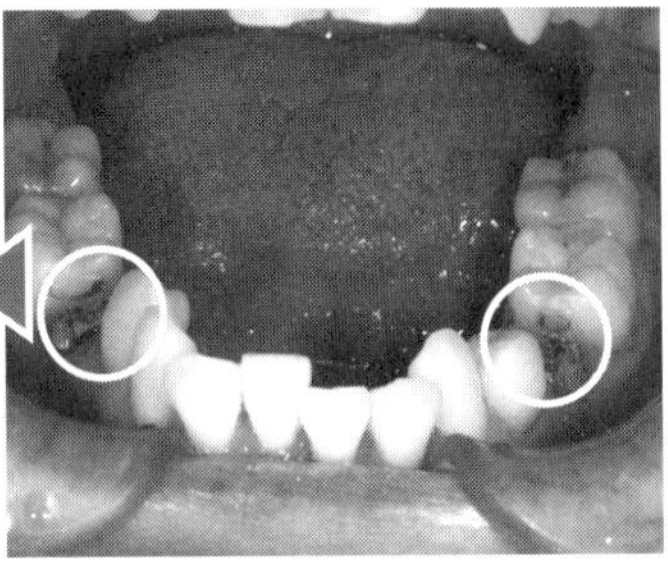
金属を取った後はかゆみが消失

こうした症状は、食いしばりを示します。

特に「夢が多くて困る」「昼間眠い感じ」に強い自覚があり、これは非常に強い食いしばりによって生じる症状です。また、手のしびれの原因は、ほとんどが食いしばりです。

Oさんの上顎と下顎には、虫歯治療における金属のかぶせ物がありました。全身の湿疹は、金属アレルギーによるものと判断できます。

【治療内容】

夜用スプリントと昼用マウスピースを毎日、装着してもらいました。

手のしびれは、夜用スプリントと昼用マウスピースでよくなります。1ヵ月ほどすると、短時間で手のしびれは改善されました。歯ぐきの痛みも改善され、口内炎もできなくなりました。

来院時には、かゆみを伴う全身の湿疹の訴えがありました。

Oさんは金属アレルギーがあり、上顎左の歯に2本、下顎左右の2本の歯に金属のかぶせ物が入っていました。全身の湿疹とかゆみを消すためには、この金属を処置しなければなりません。

そのことをわかってもらうために、下顎左右の歯に入っている金属を取ってみました。すると、その場でかゆみがなくなりました。除去した金属を再び歯の上に乗せると、かゆみが出てきます。

「先生、あきません。ダメです！　なんで、こんなことが起きるの？」

Oさんは不思議そうな顔をしましたが、その顔はいまでも忘れられません。

金属アレルギーを起こさないため、Oさんにはすべての金属を取り除く提案をしました。金属を取り除いたままで、放置はできません。そのままではしっかり噛めず、食いしばりの原因になるからです。しっかり噛むために、ファイバーコアの治療を提案しました。

歯の内部に硬い樹脂製の土台（コア）を立て、そこにかぶせ物をする――。

これが、ファイバーコアの治療です。かぶせ物は、金属アレルギーの心配がないジルコニアを提案しました。

Oさんはこの提案を了承され、予定どおりの治療を行いました。治療が終了して以後、手のしびれはすっかり解消され、湿疹もすっかり治まっています。

●症例2

歯の痛み、目が開けづらい、首・肩・手足のしびれ

奈良県　K・Wさん（40歳・女性）

①主訴……顎が痛くて眠れない。目が開けづらい。

②その他の症状……身体の右側の筋肉がピクピクする。顎がカクカクして音がする。首、肩、手足がしびれる。あくびをするのもつらい。

Wさんは他院で治療を受けたものの、症状がまったく改善されませんでした。眠れない状態も、かなり長い間続いていたようです。

精神的にも追い詰められ、ついにはパニック障害を発症してしまいました。Wさんのように他院を転々としながら治療を続けたあげく、心の病にまで発展してしまうケースは珍

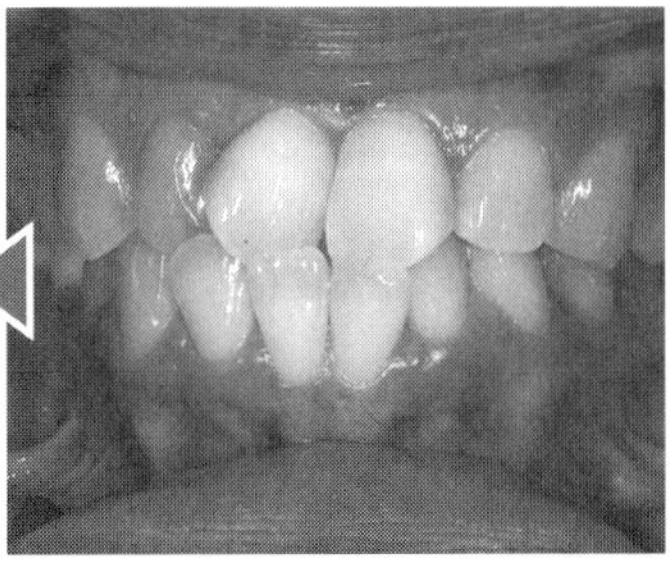

治療前

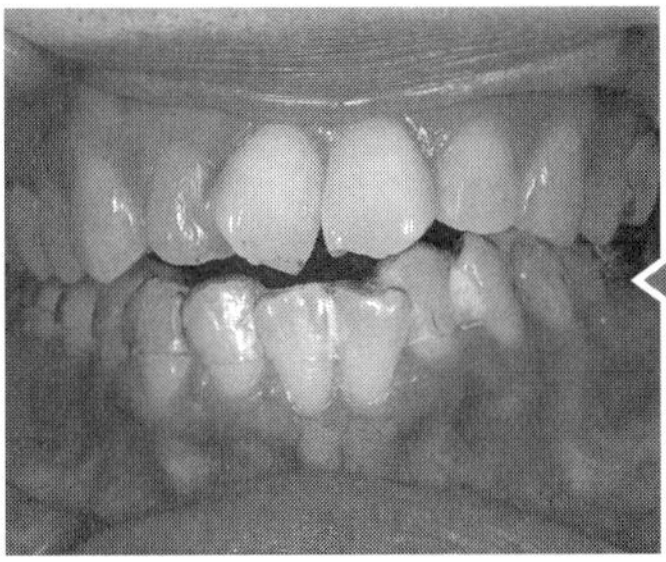

昼用のマウスピースを入れて治療

しくありません。

顎の痛みが強いと、食事をするのも困難になります。手足がしびれると言うので、首や肩を触診してみると、驚くほど硬く張っていました。

【治療内容】

夜用スプリントと昼用マウスピースを装着してもらいました。夜用スプリントで食いしばりを防止し、昼用マウスピースで顎を楽な位置に持っていく。この2つのことにより、首や肩の緊張を取ることにしたのです。

ストレスもかなり強く、Wさんはどうしても昼用マウスピースを強く食いしばってしまいます。夜寝ているときも、夜用スプリントを強く噛んでしまう状況でした。

「顎が痛くて食事もできない。何とかしてほしい」

Wさんから助けを求める連絡が入り、奈良から車を走らせて夜遅く来院することが何度もありました。不安感もかなり強かったようです。なぜそこまで食いしばってしまうのか……。私が診るところでは、前歯の歯並びも関係しているようでした。

Wさんに理由をお話しして前歯の矯正をすすめると、Wさんはこう訴えました。

「インプラント付近の銀歯がどうしても気持ち悪い」

Wさんは、インプラントの隣の2本の歯が銀歯でした。さまざまな角度から検証してみると、この2本の銀歯が悪い影響を与えていることがわかってきました。

そこで、問題の銀歯を外してみることにしました。

驚いたことに、外した途端、身体が楽になったのです。同時に食いしばりもなくなり、症状が劇的に改善しました。結果的に、矯正治療をしなくてもすみました。

これまでにも、銀歯が多数あっても、鍵となる銀歯（患者さんが違和感を覚える銀歯）を外すと、かなり楽になるケースがよくありました。

すべての銀歯を外すことに越したことはありませんが、Wさんのように、鍵となる2本の銀歯を外すだけで劇的に改善することもあるのです。

現在、Wさんは治療後3年になりますが、症状は安定しています。自身も食いしばらないように常に意識し、適度の運動を行うよう心がけているようです。

たとえ歯並びが悪くても、食いしばらなかったら顎が痛むこともなく、食事もおいしく食べられるという症例です。

●症例3
朝起きたときの頭痛、夜の食いしばり、疲労感

大阪府堺市　K・Nさん（12歳・男性）

①**主訴**……朝起きたときの頭痛。夜の食いしばり。
②**その他の症状**……常に疲労感がある。時々、めまいもする。

朝起きると頭痛があり、身体がだるいという訴えでした。自分でも、夜に食いしばっている自覚がありました。

「自分の口の中はどんな状態なのでしょうか？　歯科の矯正が必要かどうかをとりあえず診てほしいのですが……」

来院時のNさんの相談です。

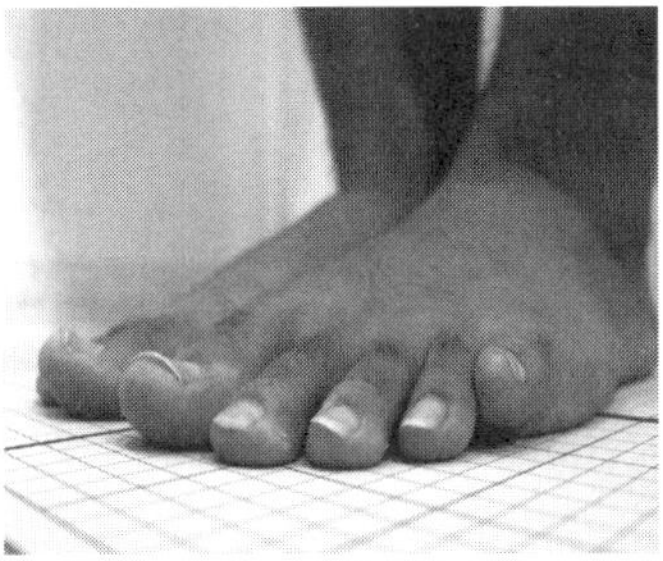
親指は浮き指、小指は変形している

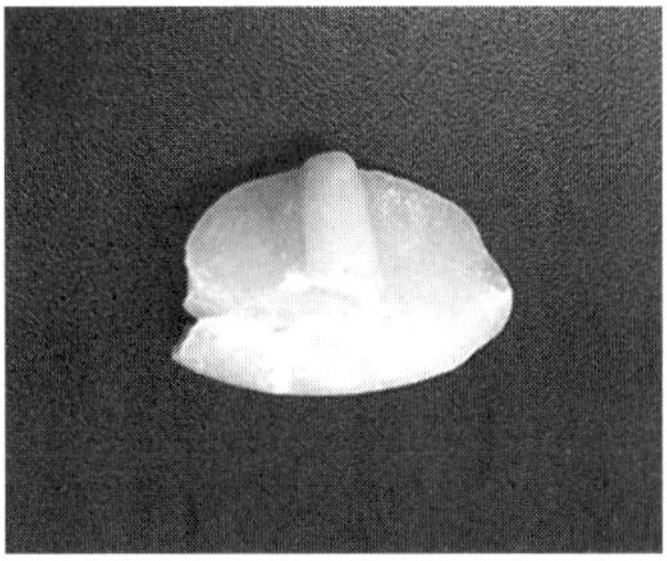
歯ぎしりがひどく装置を割ってしまった

不眠、鼻づまり、集中できない、昼間眠い感じがする、疲れやすい、口がいつも開いている……。他にもこうした症状があり、かなり強い食いしばりがうかがえました。

「歯科矯正の前に、食いしばりをやめる必要があります。食いしばりをなくすと、頭痛や身体のだるさはすぐによくなります」

こうお話しすると、Nさんは食いしばりの改善を希望されました。

【治療内容】

夜用スプリントと昼用マウスピースを装着してもらいました。

「寝るときには、必ず夜用スプリントを装着してください」

夜の食いしばりが激しいことが考えられ、特に念を押しました。

夜用スプリントを使い始めると、すぐに朝スッキリ起きられるようになってたということです。ただし、3ヵ月おきの検診に来院するたび、夜用スプリントの調整が必要でした。Nさんの夜の食いしばりは激しく、スプリントがボロボロになってしまうからです。そのたびに調整し、装着してもらうようにしました。

通常、夜用スプリントを装着して1年ほどすると、食いしばらなくなります。スプリントも、破損が少なくなるのが普通です。

Nさんの場合、1年以上経過しても同じような状況でした。夜用スプリントを食いしばり、ボロボロにしてしまうのです。

そこで、夜用スプリントを使いながら、姿勢の指導を開始しました。Nさんは首が左側に傾いていたため、姿勢の指導が必要と判断したのです。同時に、セルフケアとして足指の体操（ひろのば体操→P162参照）も毎日、やってもらうことにしました。

ほぼ2週間後にNさんの首の傾きはかなり改善されました。

次に靴の履き方とヒモの結び方、歩き方の指導も行いました。左足が少し長いことと左足の小指が変形していたため、靴に問題があると判断したからです。

足のバランスを整えることで、姿勢を整える——。

これらの指導は、こう考えた結果の指導でした。体調がよくなってきたため、寝るときに正しい姿勢を作る「寝覚めスッキリ枕」（P170参照）の作り方も追加で指導しました。

Nさんは、きっちりアドバイスを守ってくれました。姿勢がよくなって身体のバランスが次第に整い始め、身体のずれが改善され、足の小指の変形も改善されました。約5ヵ月かかりましたが、装置を外しても食いしばらなくなり、順調に過ごしています。

Nさんの場合、装置とセルフケアの相乗効果が大きかったと思います。食いしばりがしつこい場合、セルフケアによる援護は大切です。

●症例4
肩の痛み、腰痛、頭痛、めまい、夜の激しい食いしばり

兵庫県　M・Kさん（23歳・女性）

①**主訴**……食いしばりを直したい。

②**その他の症状**……肩や腰が痛み、頭痛もする。右側の顎が痛く、口の開閉時にカクカク音がする。めまいもする。

Kさんは食いしばりがあまりにもひどく、他院で作ってもらったマウスピースも砕いてしまうほどでした。肩や首がひどく張っていて、腰痛もありました。

「偏頭痛もひどく、頭痛薬を飲んでも症状が治まりません」

暗い表情で訴え、精神的にもかなり不安定な状態でした。

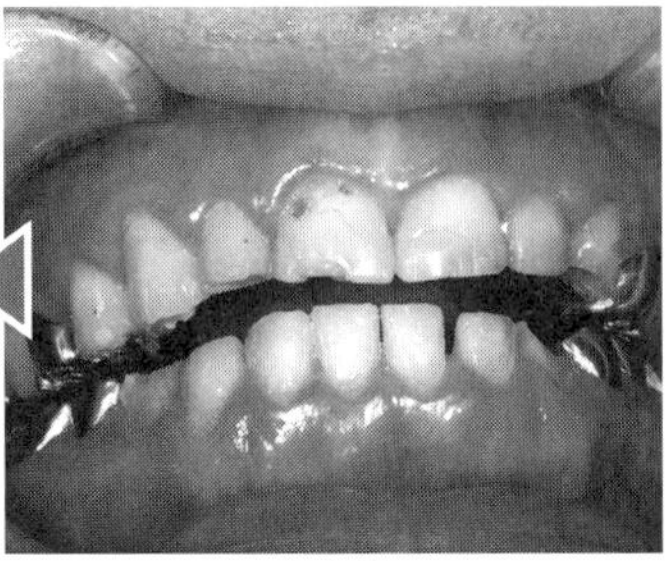
治療前

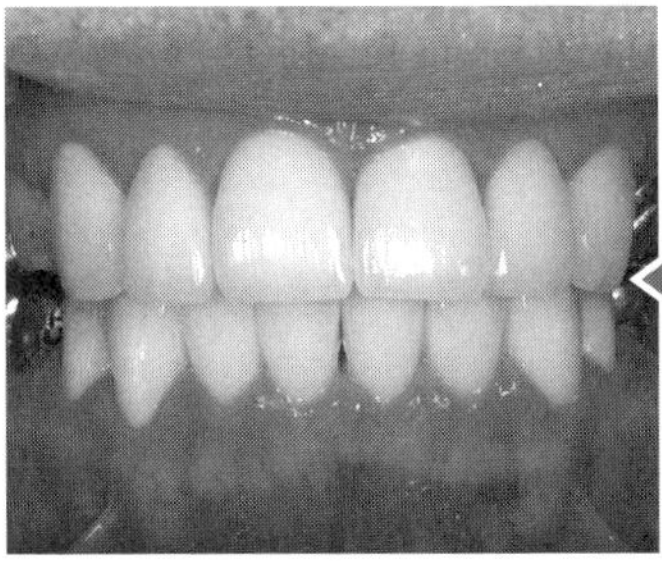
治療後

口の中を診ると、噛み合わせ位置がかなり低くなっていました。噛み合わせ位置が低い場合、どうしても食いしばる傾向が強くなります。

また、前歯6本の隙間が空いているため、噛む位置がわからない状態です。下顎の位置が定まらず、すぐにどちらかにずれてしまいます。

食いしばりがひどいために上下の歯が削れてしまい、短くなっています。そのことも、歯の隙間が空く状態をさらに悪化させていました。また、歯の先が削れたため、歯並びもガタガタになっています。

このような場合、上の前歯を下の前歯にかぶさる位置まで持ってくるようにします。そうすることで下顎が安定します。

【治療内容】

夜用スプリントと昼用マウスピースを毎日、装着してもらうようにしました。

しかし、夜だけでなく昼の食いしばりもかなり強いため、マウスピースを割ってしまうことがありました。また、夜の食いしばりのため、夜用スプリントの出っ張った部分がすぐに減ってしまいます。来院のたびに、装置の修復が必要でした。

装置を装着すると2~3ヵ月で食いしばりが減り、かなり症状が緩和されました。

その後、すべての歯のかぶせ物を取り除き、仮歯に換えていきました。さらに症状が安定したところで、仮歯を最終的なかぶせ物と交換しました。

このようにして、上の前歯が下の前歯にかぶさるような噛み合わせにしました。

Kさんの歯は、食いしばりによってかなり削れてしまっていました。今後もよい状態を保つために、噛み合わせをきちんとしておくほうが望ましいのです。

治療で上下の歯がきちんと噛み合うようになり、噛み合わせが安定しました。下顎は、ほとんど正中の位置に来ています。

昼用マウスピースと夜用スプリントにより、食いしばりに伴う大きな力が軽減されました。そのため、身体もずいぶんと楽になったようです。

Kさんは、現在も夜用スプリントだけは忘れずにつけています。

「スプリントをつけていないと、不安で眠れなくなります」

Kさんはこう言いますが、不安感がなくなるまでつけて眠ってかまいません。問題はまったくなく、安心して使用いただけます。

●症例5
肩凝り、顎の痛み、湿疹、手のしびれ

大阪府大阪市　I・Eさん（42歳・男性）

①主訴……左の肩が凝る。顎が痛む。

②その他の症状……他院で作ったマウスピースをつけると、頬がつっぱる。肌荒れや顔の湿疹が気になる。手がしびれやすい。

「肩凝りがひどく、顎が痛くてたまりません」

来院時のEさんの第一声です。Eさんは毎日、ほとんど同じ姿勢で仕事をしています。こうした方は肩凝りがひどく、手がしびれることも珍しくありません。

「顎関節治療のために、他院でマウスピースを作ってもらいました。つけると頬がつっ

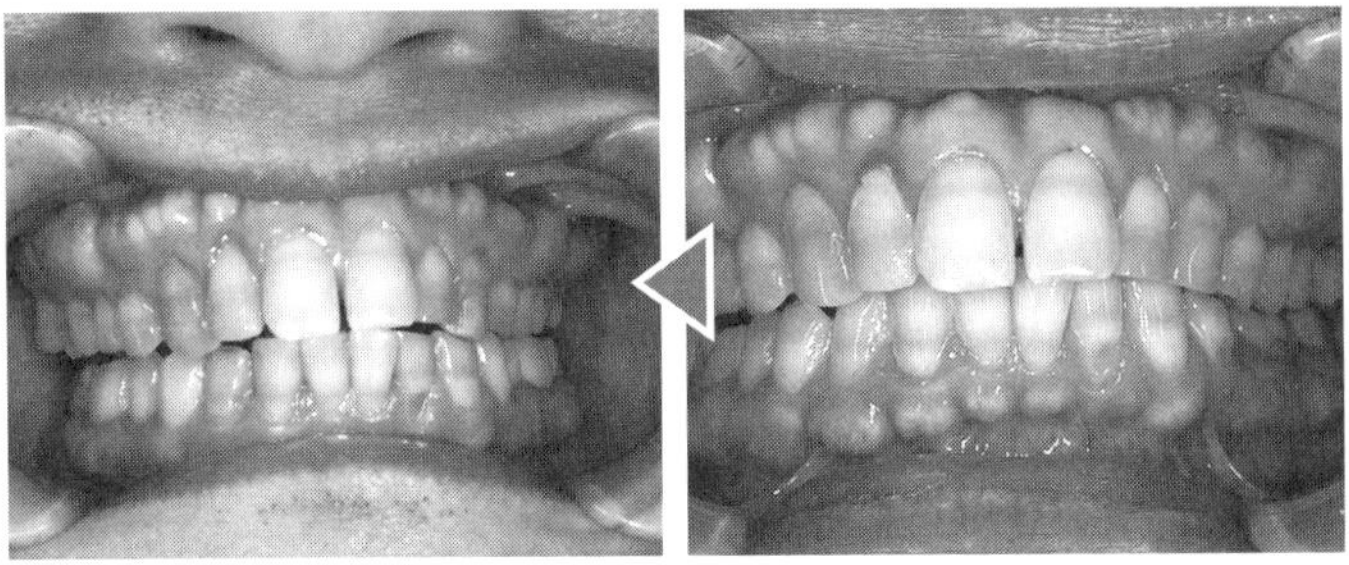

治療後（噛む高さが高くなった）　　治療前

ぱってしまい、かえってつらいのでつけなくなりました」

話を聞くと、Eさんはこんなことを打ち明けてくれました。

また、顔のほぼ全体に湿疹ができていて、これがコンプレックスになっていました。金属アレルギーがあるため、全体的に肌がかぶれやすいのです。

口の中を診てみると、歯ぐき全体に丸い突起物が見られます。これは食いしばりによってできるコブ（口蓋隆起）です。写真でわかるように、下の歯が1／3くらい見えており、噛み合わせが特別に低いようには思えません。

しかし、ごくわずかに噛み合わせが低いだけでも、食いしばってしまう人がいます。仕事のストレスなども関係していると考えられます。

【治療内容】

肩凝りや手のしびれ、顎の痛みなどの症状がある程度よくなるまで、夜用のスプリントと昼用マウスピースをつけてもらいました。

3ヵ月ほどでよくなってきたので、次のステップに移りました。

金属アレルギーがあるため、かぶせ物をした歯から問題のある歯科金属を取り除き、仮の歯に置き換えていきました。また、かぶせ物がない天然の歯については、虫歯治療に用いる詰め物を乗せて高さを出して、噛み合わせの改善を図りました。

さらに症状の改善が見られたところで、仮の歯を最終的なかぶせ物にしました。また、歯に乗せていた詰め物も外し、こちらも最終的なかぶせ物に置き換えました。

その結果、食いしばりは完全になくなりました。

ごくわずかな差なので、初診と治療終了後の写真に極端な変化は見られませんが、これほど微妙な噛み合わせでも食いしばりが生じる好例といえます。治療期間は11ヵ月間となりました。

●症例6
寝ているときの右下奥の歯の痛み、頭痛、肩凝り、疲労感
大阪府堺市　A・Tさん（37歳・男性）

①**主訴**……寝ているとき、右下奥の歯が痛い。

②**その他の症状**……右上や左上の歯も痛い気がする。長年の頭痛と肩凝りがあり、常に疲労感がある。歯ぐきの変色と多少の出血。かぶせ物（セラミック）をしてある歯が痛い。

「寝ているとき、右下奥が痛みます。右上と左上も痛い気がします。朝起きているときや食事のときは大丈夫です。頭痛があったとき、無意識に食いしばっていました」

初診時、Tさんはしきりにこう訴えます。そこで、過去の歯科治療について、履歴を確認しました。

「はい、他院で虫歯のレーザー治療を受けました。痛みは一時的に取れたのですが、また再発してしまいました」

他院での治療は1年半ほど前のことで、以後は治療を受けていませんでした。

さまざまな不調から、Tさんは心療内科も受診しています。心療内科で処方される薬も、「よくなるなら」と飲んでいました。

口の中を診ると、歯ぐきがかなり変色していました。出血も少しあります。セラミックのかぶせ物をしてある歯が痛いとも言います。

ものを食べるとき、顎が鳴ることもありました。子どものころから顎が「パキッ」と鳴っていたそうですが、痛みはないとのことです。

Tさんは、右側の歯が低くなっていました。その違和感から食いしばり、右下奥の痛みが生じると考えられました。右上や左上の歯の痛みは、バランスのその崩れが波及したものと思われました。

【治療内容】

Tさんは、例外ともいえる患者さんでした。

夜用スプリントと昼用マウスピースを装着しても、なかなかよくならなかったからです。本当にまれですが、Tさんのようなケースもあります。

じっくり検査した結果、左右下顎の2本の親しらずが問題だとわかりました。Tさんの場合、横に向いていた親しらずが前の歯を押していたのです。

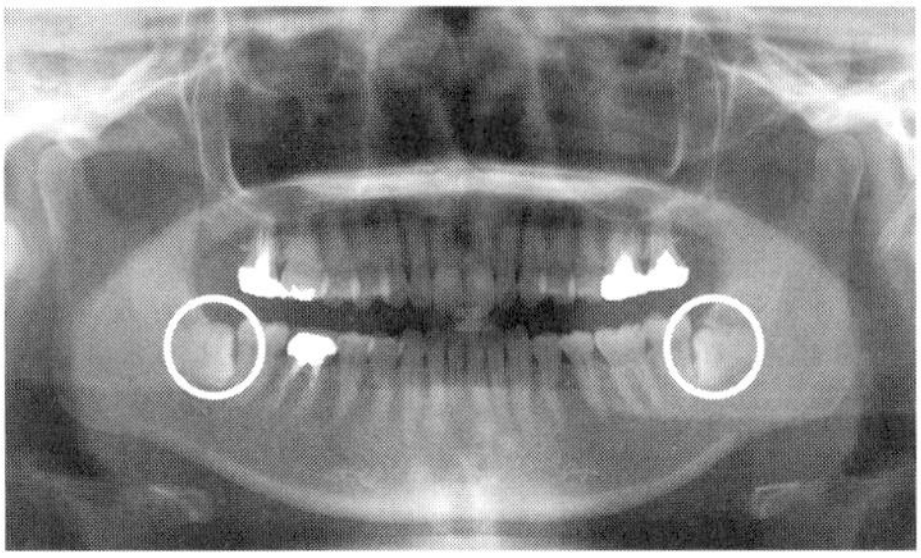

左右の丸印の親しらずを抜歯した

治療として、下顎の親しらずを抜くことになりました。左右2本の親しらずを抜くと、すぐに頭痛の改善が見られ、肩凝りも軽減しました。

ただし、親しらずを抜けば、頭痛や肩凝りといった症状がよくなるとは限りません。頭痛や肩凝りには、親しらず以外の原因もあるからです。

食いしばりをなくすために、歯と歯を離すようにとアドバイスしました。

すると、Tさんは、「歯と歯を離すこと」と書いた付箋を家中に貼ったそうです。そうして食いしばりを意識しようとしたわけです。その結果として食いしばらないようになり、痛みが取れるようになりました。

「以前から、頭痛と親しらず、噛み合わせの関係は知っていました。ただ、1日中重い気分でやる気があまり出ませんでしたが、痛みが取れて元気が出ました。食いしばりの問題が実感できました。頭痛で歯科医院に通うのもありなんだ」

治療が終了したとき、Tさんが漏らした偽らざる心境です。

Tさんは、治療後半年が経過しています。現在、頭痛も肩凝りもまったくありません。

第6章

姿勢を正し、食いしばり習慣の根っこを取る簡単セルフケア

姿勢を正しく改善すると、しつこい症状が早くよくなる——

2つの装置（夜用スプリントと昼用マウスピース）で主訴は消えたのに、肩甲骨などに一部の痛みが残っている……。

2つの装置を装着しても、ひどい症状がなかなかよくならない……。

こうした場合、「姿勢を正すアドバイスをします」と第4章でお話ししました。

この章では、そのアドバイスを「食いしばり習慣を取るセルフケア」として紹介します。日常でセルフケアを実行すると姿勢がよくなり、食いしばり習慣が根っこから取れます。しつこい痛みや症状が楽になり、身体も非常に楽になります。

また、痛みを和らげ、身体を楽にする実践的な方法も紹介します。痛みがあるときなど、ぜひ試してみてください。

2つの装置を装着することで下顎は前方に移動し、自然と姿勢はよくなっていきます。もちろん、2つの装置を装着しながら、ここで紹介するセルフケアをやっていただいてもかまいません。

2つの装置を使いながらセルフケアを実行すると、身体のバランスがどんどんよくなっていきます。より早期の改善が可能になります。早期改善を目ざす人はセルフケアを実行し、正しい姿勢を身につけるようにしてください。

正しい姿勢ってどんな姿勢？

では、よい姿勢とはどんな姿勢でしょうか？

「それは、胸を張った姿勢でしょ？」

ほとんどの人は、こう思っています。小学校のころから、胸を張った姿勢がよい姿勢と教え込まれているからです。

よい姿勢とは耳垂から肩峰《けんぽう》、大転子、膝関節、くるぶしまでが一直線になった姿勢です。ちょっと猫背になった姿勢です。

左右の腰骨の真ん中に、背骨がまっすぐに降りているとイメージしながら立ってくださ

図8　正しい姿勢と悪い姿勢

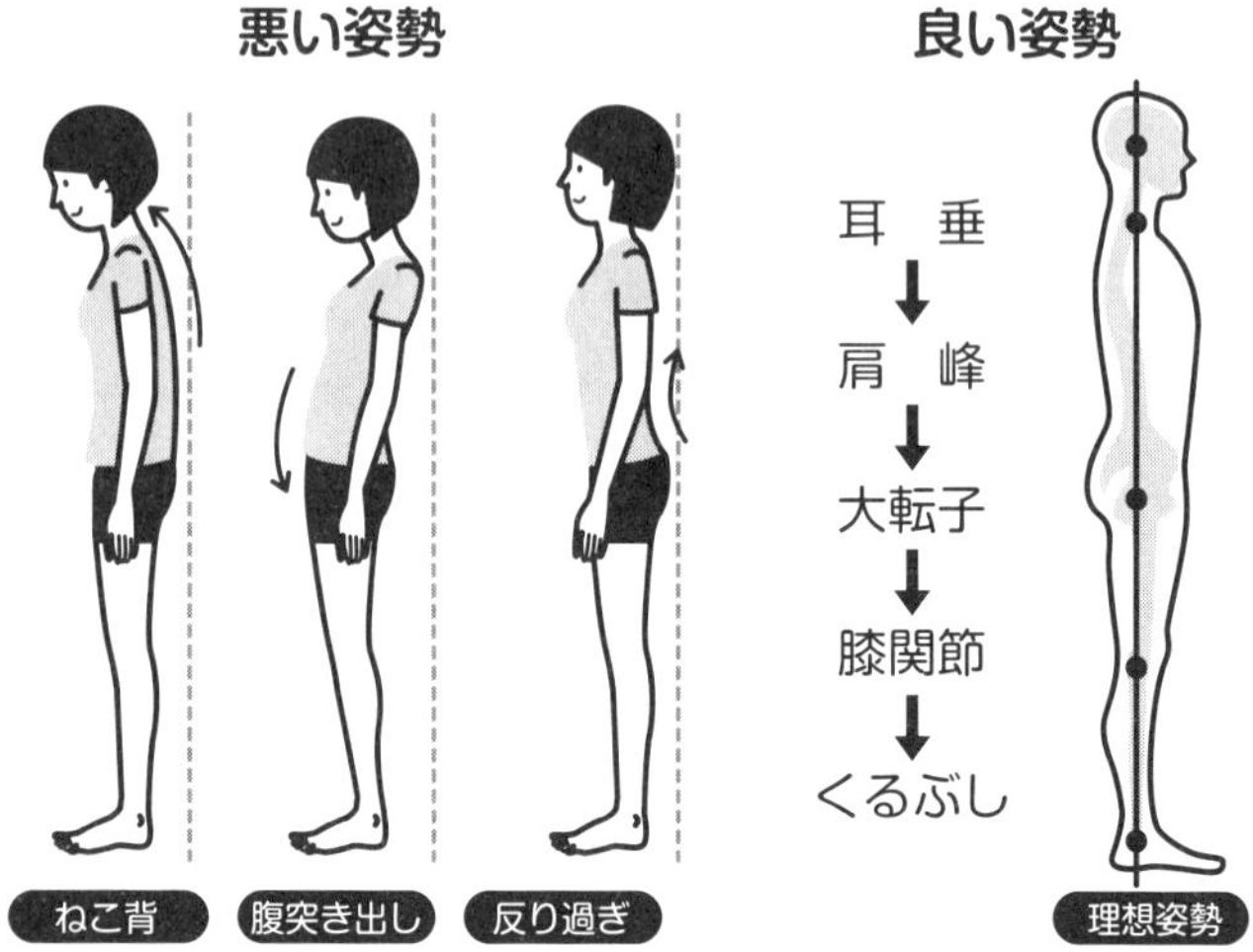

い。あるいは、頭頂部を天から1本の糸で吊られていると思って背筋を伸ばします。

顎を軽く引いて、視線はまっすぐ前に向けます（図8）。

よい姿勢になるためには、次のようなポイントがあります。

①肛門に力を入れる（締める）
②丹田（おへそから5センチ下）に力を入れる
③顎を引く

悪い姿勢の代表は猫背、腰（腹）突き出し

図9　悪い姿勢の比率

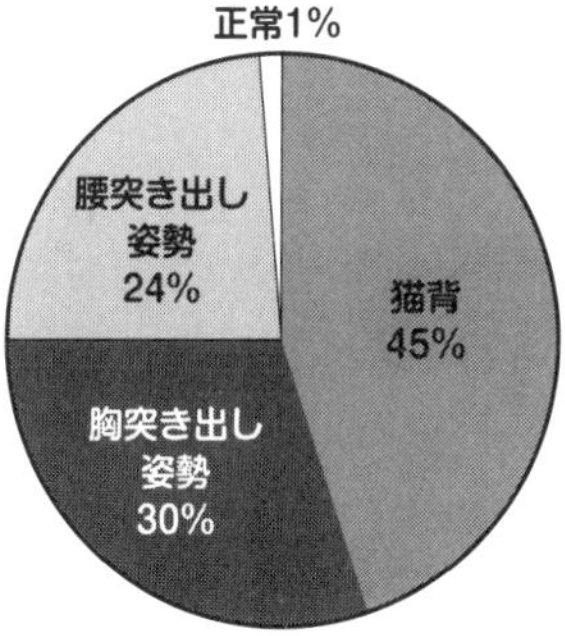

出典：『頭を5㎝ずらせば腰痛・肩凝りはすっきり治る！』（角川マガジンズ・綾田英樹著）

姿勢、胸突き出し姿勢（反り腰）です（図9）。

猫背になると顎の筋肉が伸び、下顎が梅干し状になります。

反り腰になると、顎を前に出して気道を広げようとします。舌骨は通常、頸椎3番の位置にあります。頸椎3番より下にあると、舌が引っ張られて低位舌になります。

姿勢をよくすると、舌骨は頸椎4番や5番から頸椎3番の正常な位置へ移動します。

正しい歩き方を習慣にしましょう

姿勢は、歩行で悪くなります。正しい姿勢のためには、正しい歩き方をすることです。

「あなたは、正しい歩き方をしているでしょうか？」

こうお聞きすると、ほとんどの方は首を傾げます。

「わかりません。正しい歩き方ってどんな歩き方ですか？」

おそらく、あなたもそうではないかと思います。

正しい歩き方では、足指が大切です。ここで、逆立ちをイメージしてください。

手と指はどうなっていますか？　体重はどこにかかっていますか？

手と指は、地面にしっかりとついているはずです。体重は手のひらいっぱい、指の1本1本にかかっているはずです。足も同じです。

悪い歩き方は、足指が地面についていません。歩き方は、「指上げ歩行」と「ねじれ歩行」になってしまいます。

①不安定な2点歩行になっている
②指上げ歩きは、足先が外方向に流れる
③必要以上のねじれのストレスが発生している

こうした悪い歩き方をしていると、足指の形が変形します（図10）。

浮き指、かがみ指（ハンマー指）、寝指……。

あなたの足指にこんな変形が起きていれば、あなたは悪い歩き方をしています。大地にしっかり足をつけた歩き方ができていません。

図10　変形した足指の形

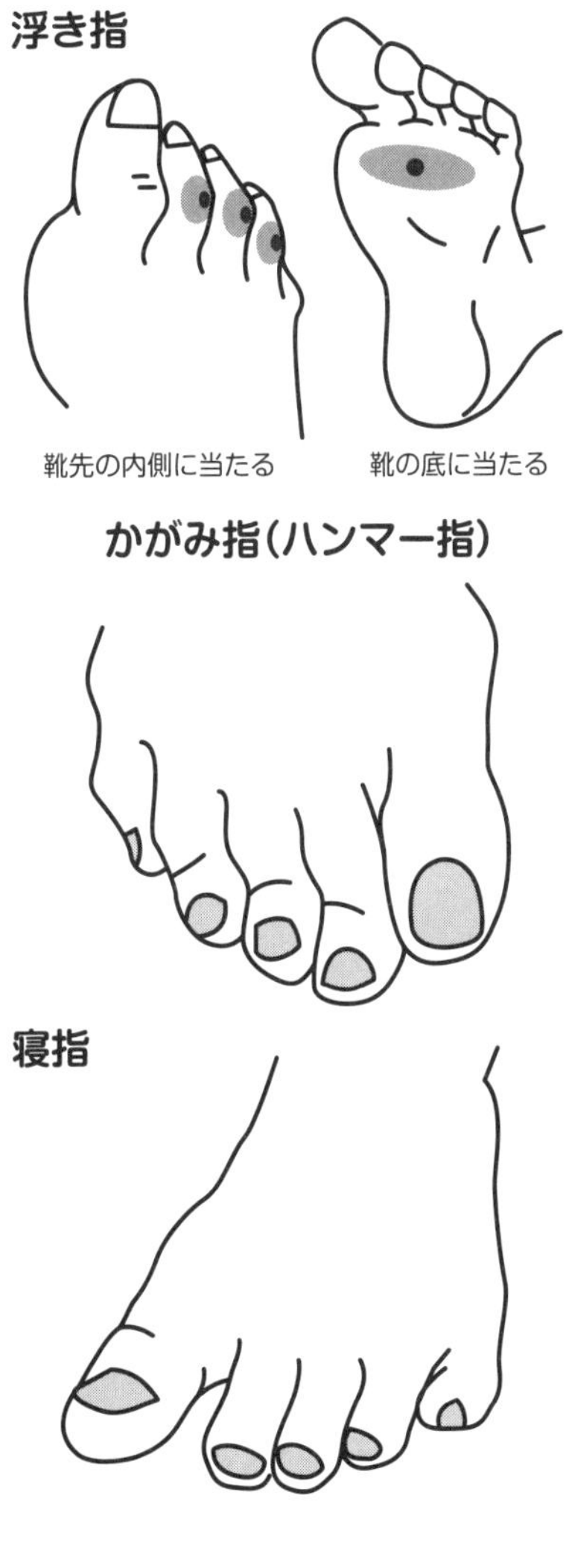

身体のバランスを整えるためにも、食いしばりの習慣を直すためにも、正しい歩き方を習慣にしましょう。

重心に気をつけ、正しい姿勢での歩行を習慣にする

姿勢が悪くなる原因として、「足の重心の位置が悪い」ことが挙げられます。正しい重心の位置は舟状骨《しゅうじょうこつ》（図11）ですが、かかと重心になっている人が多いものです。

正常な歩行には、重心移動時に3つの経路があります。

①かかと着地をするときに、かかとの中心から入ります

②次に、かかとから小指側に体重の移動が起こります。小指の力を使い、親指側に体重を移動させます

図11　足の骨の構造

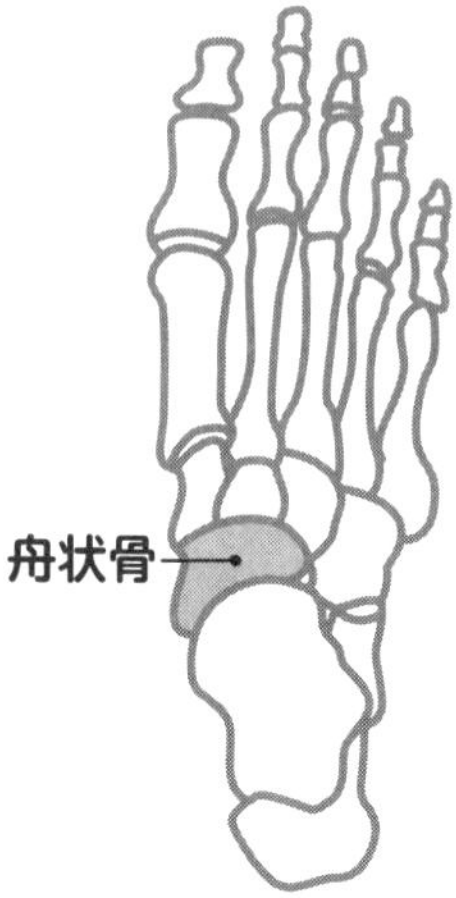

③最後に、親指で蹴って前に進みます

これが、正常歩行（あおり歩行）といわれる歩き方です。足指が機能的に使えていない場合、この正常歩行ができなくなります（図12）。

正しい歩き方のポイントは、「最後は親指で蹴り出す」ことです。

歩くとき、前屈みにならないように注意してください。できるだけ上半身をまっすぐに保ったまま、腰を前に押し出すようにしながら脚を運びます。

図12　正しい歩行のメカニズム

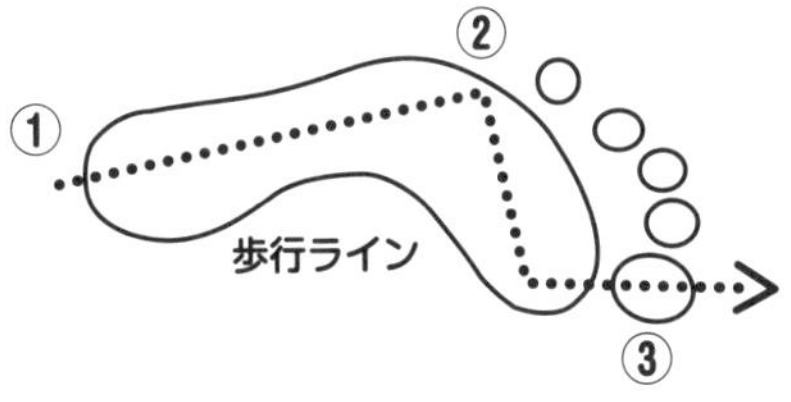

よい姿勢のために足指を機能的に動かせる靴を選ぶ

足指が機能的に動かせるかどうか……。

姿勢にとって足指の機能も大切です。足指が機能的に動かせるかどうかでは、靴の選び方も大切です。

靴選びでは、次のような点がポイントになります（図13）。

①靴の底は硬いものを選ぶ。ねじっても、ねじれないほど硬いものが理想です

②ヒールカウンター（かかとの部分）が硬いものを選ぶ。かかとにフィットしていることと、硬く安定していることが大切です

図13　正しい靴の選び方

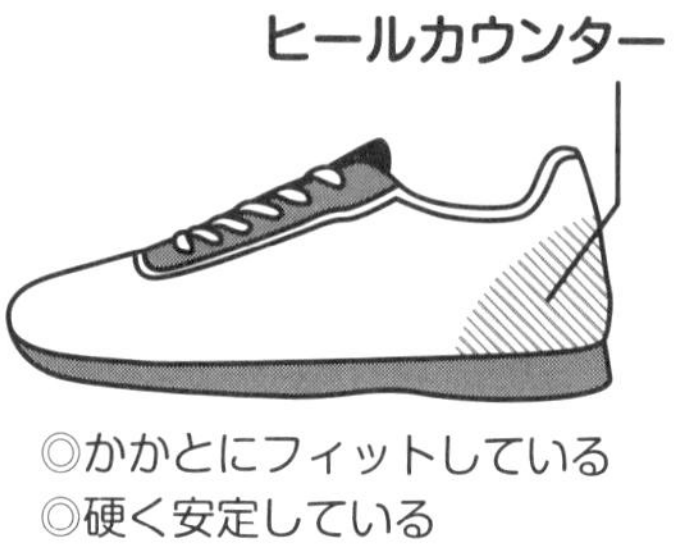
ヒールカウンター
◎かかとにフィットしている
◎硬く安定している

③中敷きは平らなもので、少し軟らかいタイプを選ぶ。中敷きの上に足を乗せ、足指がすべて乗るものを選びます

④靴ヒモを通す穴は5つ以上あるものを選ぶ

⑤靴ヒモは、平らなもの、左右均等に締められること、ゆるみにくいこと、弾力的であることなどがポイントです

合わない靴を履くと、靴のなかで足指が滑り、姿勢が崩れ

ます。

合う靴を履くと、親指で蹴ってきちんと歩けるようになります。身体のバランスがよくなり、姿勢がよくなります。姿勢がよくなると身体がずれにくくなり、食いしばりもなくなっていきます。

靴を選んだら、靴ヒモも正しく結びましょう

靴を選んだら、靴ヒモを正しく結ぶことも大切です（図14）。

①つま先側1番目の穴に、上からヒモを左右に通し、左右のヒモの長さをそろえます
②ヒモをクロスして穴から1センチほどのところで持ち、「せ〜の」で引っ張ります。引っ張る速さを速くし、0・5秒ほどでやめます
③つま先側2番目の左右の穴にヒモを通します
④同じように②を行い、ヒモを締めます

図14　靴ヒモの正しい結び方

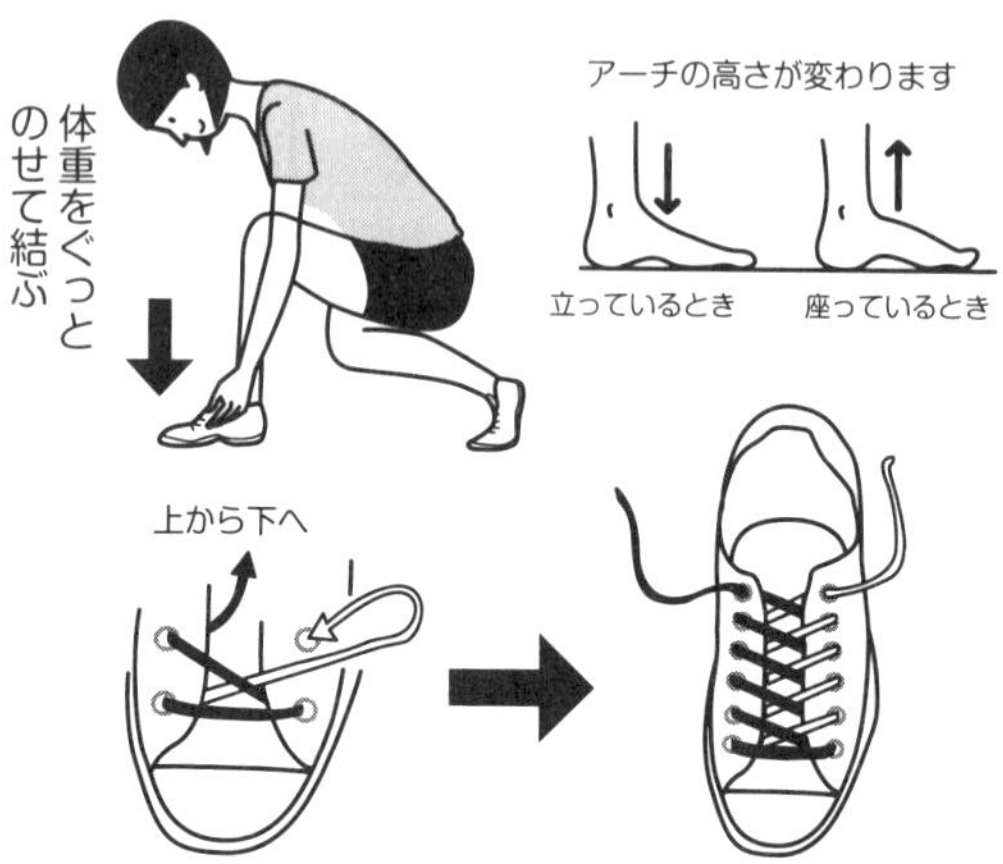

⑤つま先側3番目の穴以降も、同じようにします

⑥最後の穴だけ、下から上へヒモを通します

⑦同じように②を行い、ヒモを結びます

ヒモを結ぶ際、できるだけ立った状態に近いことが理想です。立っているときと座っているときとでは、甲の部分のアーチの高さが変わるからです。

身体のバランスを崩す無意識の動作に注意する

日常の動作も、姿勢と関係があります。悪い動作は悪い姿勢につながり、身体のバランスを崩すことになってしまいます。

人にはそれぞれ、動作の癖というものがあります。その癖は習慣になってしまっているため、無意識のうちにやっています。これが曲者で、まさか自分がしょっちゅう身体のバランスを崩す悪い動作を習慣的に行っているなどとは気づかないのです。

こうした無意識の動作を直すためには、その動作を意識する必要があります。

「自分が日頃どんな立ち居振る舞いをしているか……」

まず、振り返って観察してみてください。

確認していただきたい動作は、次に挙げるようなものです。ひと言でいえば、これらは「偏った動作」で、いずれも身体のバランスを崩す原因となります。

●バッグやカバンを身体の片側ばかりで持っている

カバンやバッグをいつも同じ身体の片側で持つことは、身体を歪ませます。その歪みが、身体のバランスを崩します。

図15　身体の片側だけで物を持つ

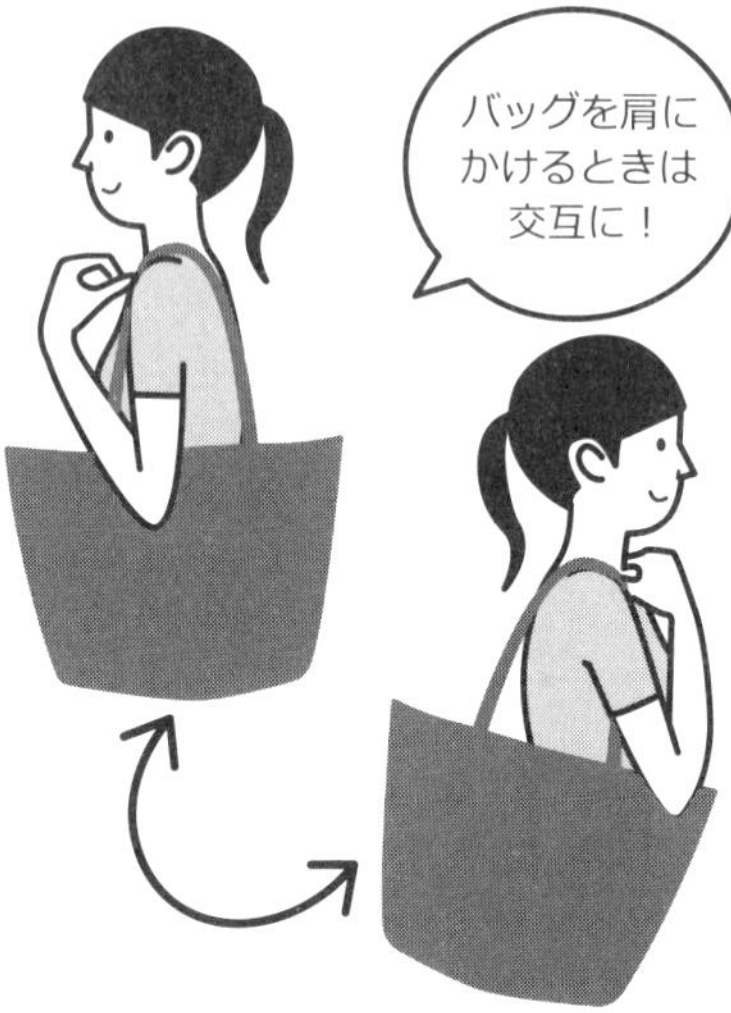

荷物を持つときや肩にかけるときは、意識して手や肩を交互に使う――。

この小さな心がけから、身体の悪い動作を直していきましょう（図15）。

●いつも同じ足の組み方や立ち方をしてしまう

いつも同じ足を上にして足を組む癖も、身体にずれを生み、身体のバランスを崩します。足を組むのであれば、時々はいつもと反対の動作をするようにしてください。

また、立って休むときや人を待つとき、自然と、どちらかの決まった足に重心をかけているものです。こうしたとき、いつもとは違う足に重心をかけて立つようにしましょう。

最初、反対の動作はやりにくいかもしれません。そのやりにくさが、あなたの動作の癖

図16　頬づえをつく

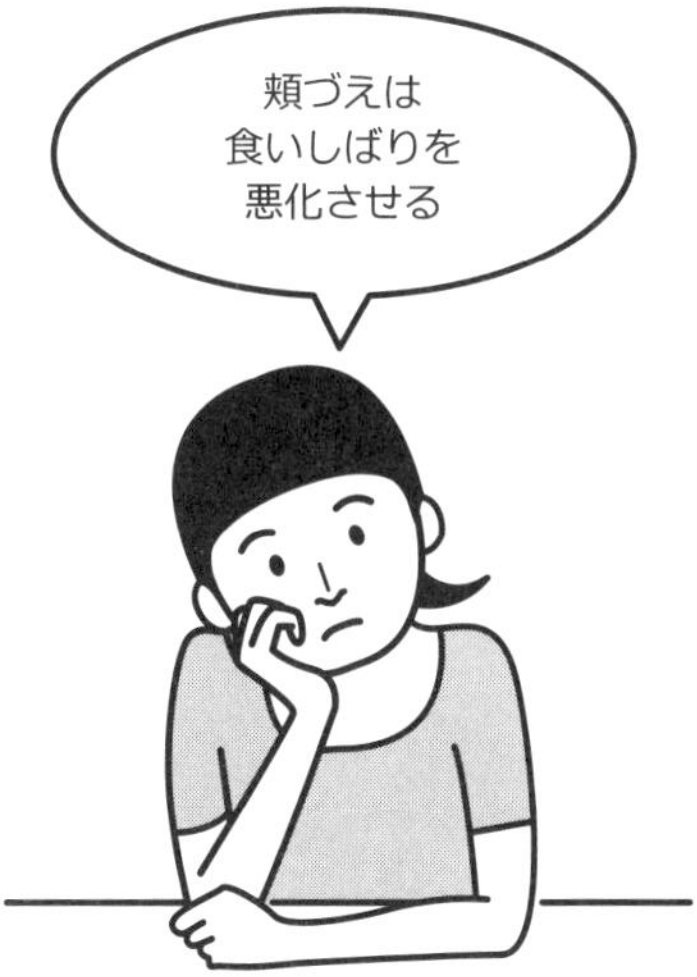

の証明です。

●知らず知らずのうちに頬づえをついている

頬づえは手のひらを片方の頬に押しつけ、そこに重心をかけます。顎はどんどんずれていくうえ、歯も回転したり、倒れてきたりします。こうした歯の動きや顎のずれが身体に伝わり、徐々に身体のバランスが崩れます（図16）。

●食事の際、テレビを真正面から観ずに食事をしている

食事をするとき、ほとんどの方はテレビを観ながら食事をします。これが顎のずれや食いしばりの原因となり、身体のバランスを崩す盲点です。

たとえば、テレビが右側に置いてあるとしましょう。テレビを観ながら食事をすると、どうしても顔を右に向けて食べるようになります。そうした食べ方をしていると、無意識のうちに右ばかりで噛むようになり、身体のバランスの崩れにつながります。

食事の際、テレビを消すことも一つの方法です。どうしてもテレビを観ながら食事をしたいのであれば、テレビの真正面に座るようにしてください。

●パソコン作業などを、同じ姿勢で長時間続ける

パソコンを使って仕事をしていると、長時間にわたって同じ姿勢を取りがちです。仕事をしているうちに徐々に前屈みになり、

図17　同じ姿勢の作業には休憩を挟む

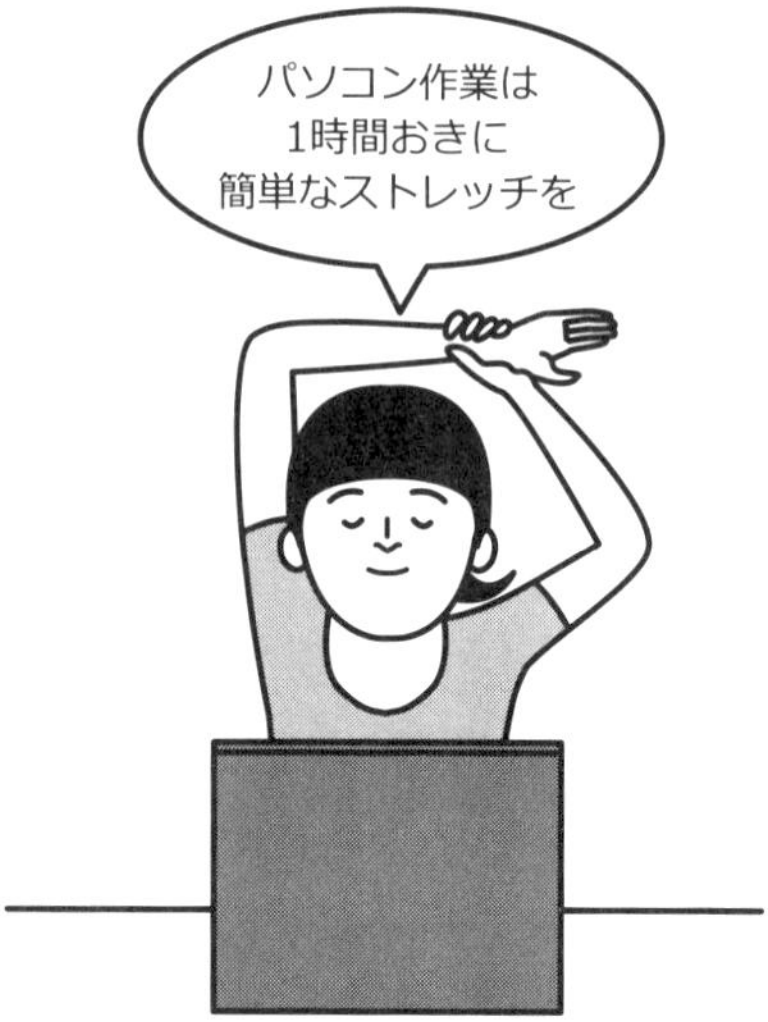
パソコン作業は
1時間おきに
簡単なストレッチを

猫背になっていることも少なくありません。

パソコン作業をするときは、1時間おきに簡単なストレッチで身体を伸ばすなど工夫してください。そのことで身体の緊張をほどき、悪い癖がつかないようにしましょう。もちろん、パソコン以外の一般のデスクワークも同じです（図17）。

「足指の体操（ひろのば体操）」で、足指に筋肉をつける

正しい姿勢のために、「足指の体操（ひろのば体操）」も効果的です。

歩くときは、体重の2倍の負担が足にかかります。階段を昇るときは、体重の5倍もの負担が足にかかります。

足指の歪みによって崩れた身体のバランスを整えるためには、足指を使って歩くことが重要です。そうすることで足指に筋肉がつき、足と身体を支えることができるようになります。

歪んでしまった足指を元に戻すには、先にお話しした靴選びがまずポイントになります。

図18　ひろのば体操のやり方

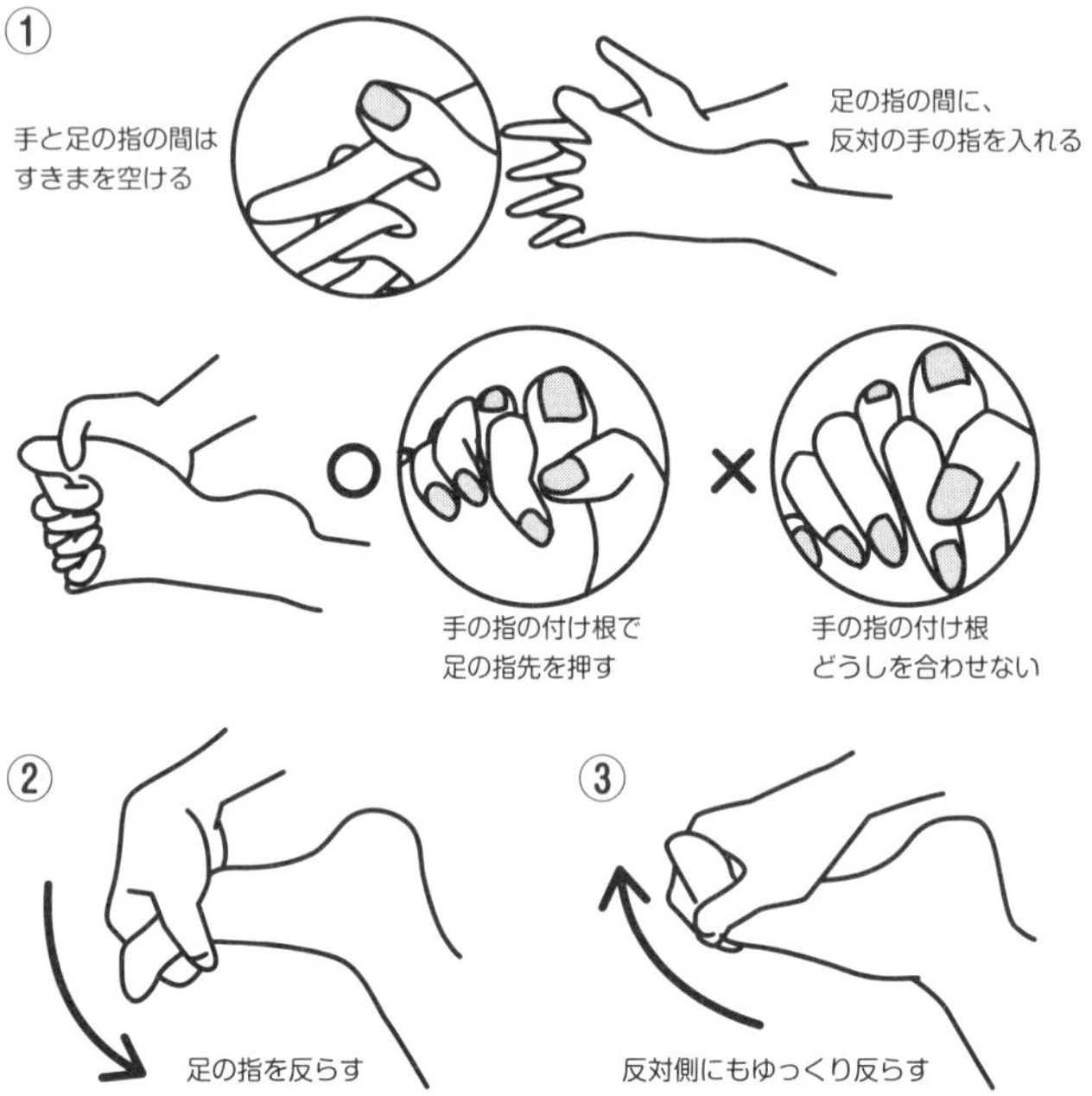

参考：『一生元気でいたければ足指を広げなさい』（湯浅慶朗／あさ出版）

そうした靴を選んだあと、この「ひろのば体操」がおすすめです（図18）。詳しくは「ひろのば体操」で検索してください。

この「ひろのば体操」は、足指を広げて伸ばし、骨格を整えて筋肉をつけるものです。

そのことで、足指の歪みや身体の不調改善が期待できます。足指に筋肉がつくと、ダイエット効果も高まります。筋肉がついて代謝がアップするため、脂肪の燃焼もよくなるからです。

「つま先立ちトレーニング」で、足の指5本を刺激して立つ

つま先立ちトレーニングは、足の指5本を刺激して立ちます。そのことで身体のバランスがよくなり、正しい姿勢の保持に役立ちます。

①両手は壁に軽く支え、足の指5本を使ってつま先立ちをします
②足の指でつま先立ちした状態を3秒間キープしてから、両足を下ろします
③下ろした両足は地面につけないで、そのままの状態をキープして、再びつま先立ちを行います
④朝晩2回、15回ずつ行ってください

ポイントは、①やや親指に力を入れ、足の指全体を使って、指を伸ばすようにつま先立

ちします、②腰を引いて、膝がきちんと伸びるまで行います、③つま先立ちと同時に息を吸い、お腹を上げます。両足を下ろすときには息を吐きます。

つま先立ちをすると、足のふくらはぎに力が入ります。同時に、ミゾオチあたりにも力が入り、お腹が上がるようになります。寝る前に行うと、食いしばりの予防になります。

このトレーニングはまた、心臓の強化や血行促進が期待できます。

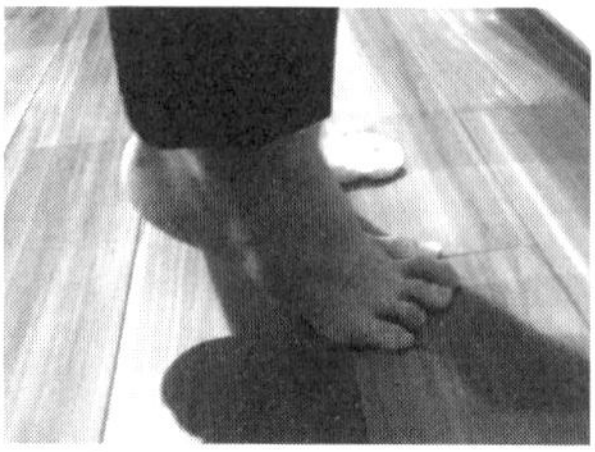
①つま先立ちを3秒間キープ

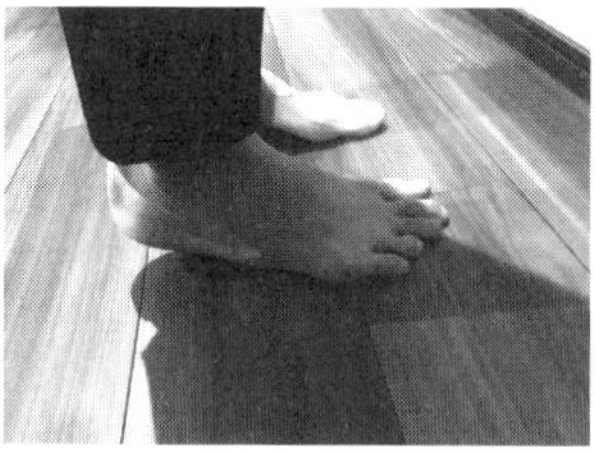
②地面につけないでキープ

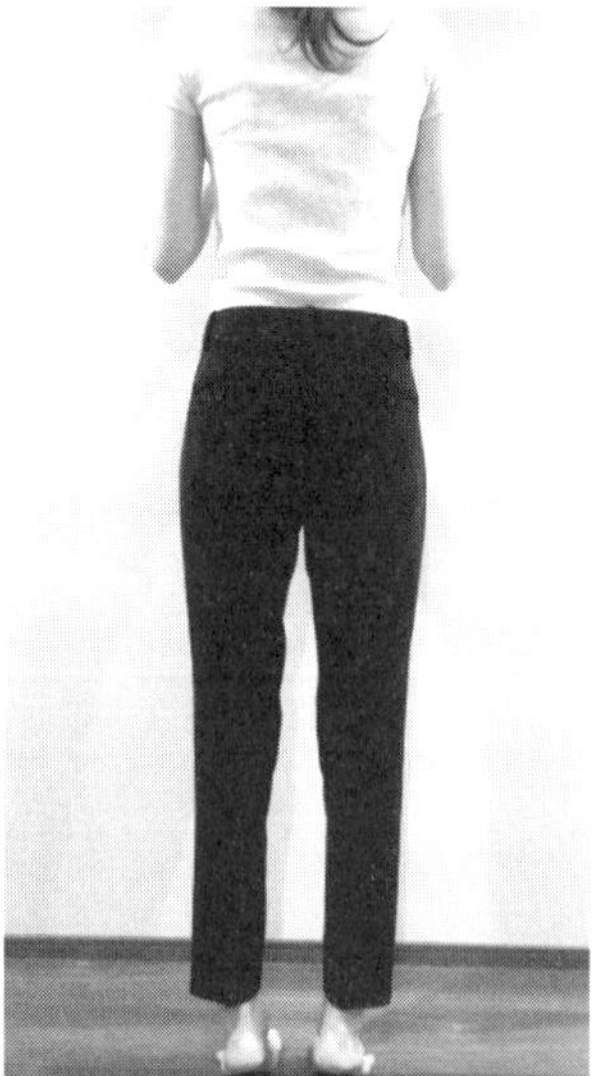
③壁に手をつきつま先立ちをする

姿勢を正すエクササイズのやり方

図19　姿勢を正すエクササイズ

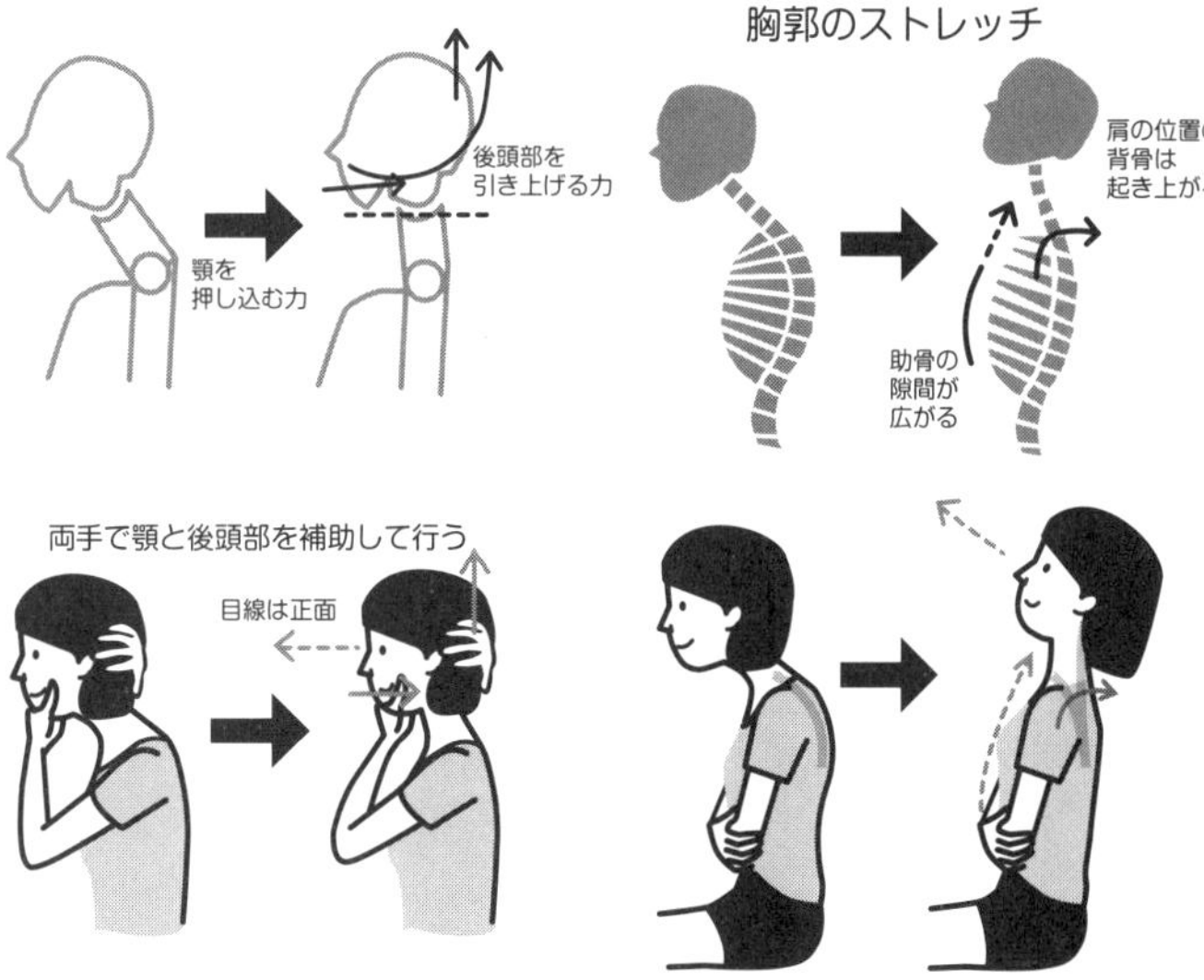

姿勢を正すエクササイズは、治療の一環としても行っています（図19）。内容は、次のようなものです。まず、エクササイズを始める前の姿勢です。

①腰は丸めないこと
②胸を張らないこと
③視線を正面に据えます。エクササイズ中、基本的に目をつぶってはいけません

このエクササイズには、「頭の位置の動き」と「胸郭のストレッチ」があ

ります。力を入れ過ぎず、ゆっくり動きを感じることが大切です。

①頭の位置の動き

片手は顎を押さえ、もう片手は後頭部を補助して行います。

視線は正面に向けます。そのまま顎を押し込むようにするとともに、胸郭を伸ばし、後頭部を引き上げるようにします。こうすると、頭が斜め上にひねり上がる動きになります。

②胸郭のストレッチ

胸郭を包むように、肘をやさしく抱きます（エクササイズ中、肩から肘は動かさないようにします）。次に、胸郭全体を背中側に反らせます。視線は、自然に斜め上方を向くようにします。こうすると肋骨の隙間が広がり、丸まった背骨が起き上がります。

最後は、①と②を同時に行います。このエクササイズを繰り返して行っていると、正しい姿勢の保持に効果があります。

口や舌を動かす「あいうべ体操」で、舌を本来の位置に戻す

「あいうべ体操」をご存じでしょうか？

この体操は、口を大きく、「あ～」「い～」「う～」「べ～」と動かすものです。

食いしばりには、舌の位置も深く関係しています。この体操で口や舌を動かすことで、舌の位置が正しくなり、食いしばりにも効果が出てきます（図20）。

舌の本来の位置は、上顎にぴたりとついている状態です。舌の先が前歯の裏に当たっていたり、舌の両側に葉型がついていたりする人は、舌の位置が低下しています。

あいうべ体操を続けると、舌の位置が本来の位置に戻ります。早い人で3週間、遅い人でも3ヵ月程度で改善します。

舌の位置によって唾液の分泌、歯周病、虫歯の状態まで変わってきます。この体操を続けると、食いしばり以外に、次のような病気やさまざまな不快な症状の改善が期待されます。

●アレルギー性の病気……アトピー性皮膚炎、ぜんそく、花粉症、鼻炎など

図20　あいうべ体操のやり方

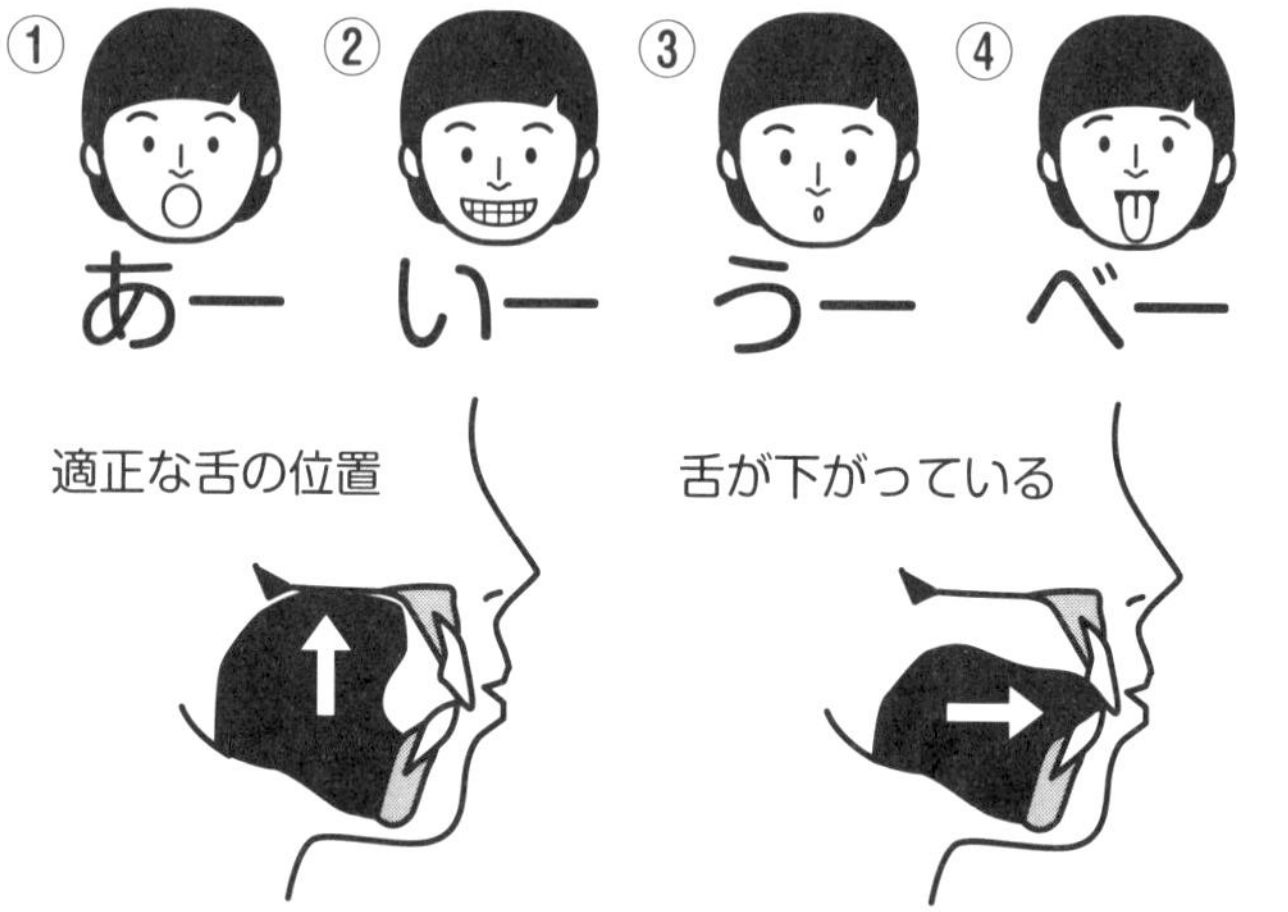

参考：『口を閉じれば病気にならない』（今井一彰／家の光協会）

●**膠原病**……リウマチ、エリテマトーデス、筋炎、シェーグレン症候群など

●**心の病気**……うつ病、うつ状態、パニック障害、全身倦怠など

●**胃腸の病気やトラブル**……胃炎、大腸炎、便秘など

●**口の病気やトラブル**……歯周病、ドライマウス、顎関節症、虫歯、歯列不正など

●**その他**……いびき、尋常性乾癬、高血圧、腎臓病、風邪など

この体操はできるだけ大げさにします。声は小さくてOKです。

1セット（あいうべ）は、4秒前後のゆっ

くりした間隔で行います。1日最低30セットやってください。顎が痛む人は、「い〜」「う〜」だけでも大丈夫です。

「寝覚めスッキリ枕」を作り、正しい姿勢で寝る

正しい姿勢のためには、寝るときの姿勢も大切です。ちょっと工夫するだけで、身体のバランスを整えることができます。

寝るときは仰向けに寝てください。横向きやうつぶせの姿勢はますます下顎のずれを悪化させ、身体のバランスを歪ませます。

枕が合わないと、うっ血を防ぐために頻繁に寝返りを打つようになります。頻繁に寝返りを打つ自覚のある人は、枕が合っていないと考えてください。

自分に合った枕で寝れば、目覚めもスッキリします。では、正しい姿勢で寝るための「寝覚めスッキリ枕」の作り方をお話しします（図21）。

図21 「寝覚めスッキリ枕」の作り方

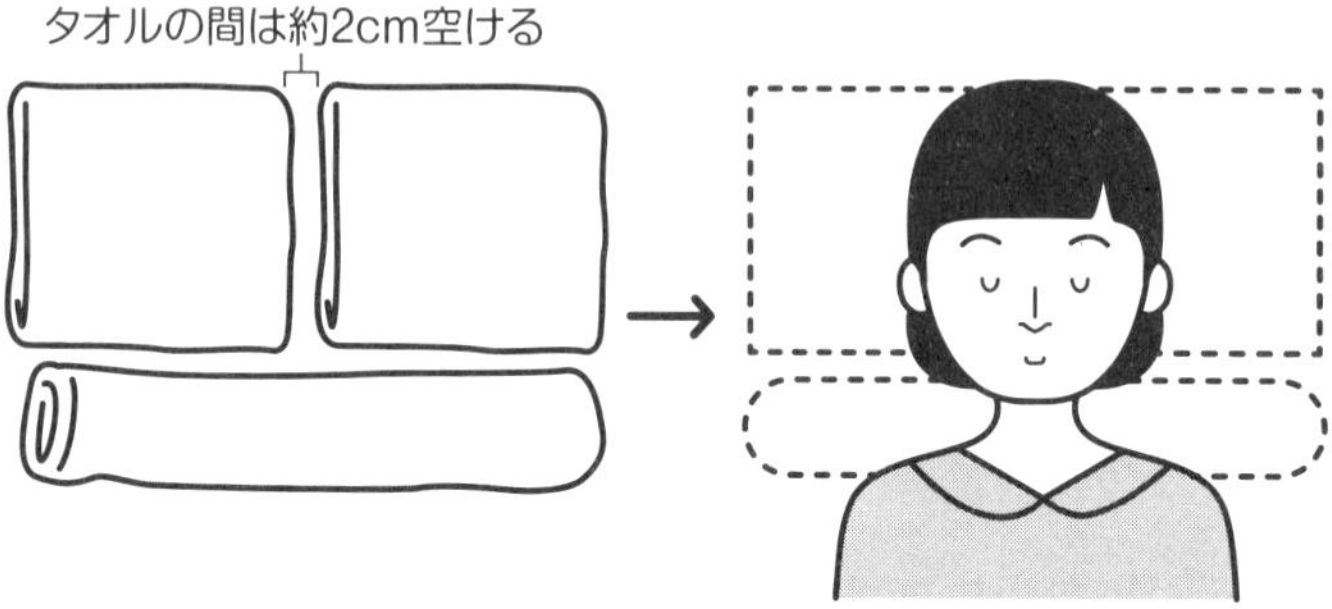

①バスタオル６枚（厚めのもの、または大きめのもの）と輪ゴム２個を用意する

②四つ折りにしたバスタオルを２枚横に並べます。タオルの間は約２センチ空けます

③もう１枚のバスタオルはロール状（握りこぶしの大きさ）に巻き、端を輪ゴムで止めます

④最後に上からバスタオルを１枚かけ、２センチの隙間を少しくぼませます。くぼみに頭の中心、ロール状のところに首がきちんと当たるようにして寝ます

⑤これを標準の高さとします

⑥その状態で、次の４つを確認します

(a)息を吸ってみる（息の吸いやすさをみます）

(b)つばを飲み込んでみる（つばの飲みやすさをみます）

(c)膝を抱えて胸元まで持ってくる（胸元までの持ってきやすさをみます）

(d)天井に視線が直角に向いているかをみる

⑦バスタオルを1枚増やしたりしながら、⑥の(a)～(d)を考えてベストの高さを選びます

ちょうどよい高さは、救急隊員が気道を確保するときの頭の高さになります。呼吸もしやすく、つばが飲みやすく、鼻も通りやすいはずです。「楽な寝方」を実感できるはずです。

「全然、違う！　楽になりました」

枕の作り方をちょっと指導しただけで、患者さんはこんな報告をしてくれます。

仰向けに寝ると、どうしても鼻呼吸をするのが苦しいという人がいるかもしれません。そうした人は、鼻孔を広げる市販のテープを貼るなど、工夫してみてください。

寝る姿勢は、仰向けがベストです。できれば、仰向けで寝られる習慣をつけていただきたいものです。

「私は、横向き姿勢でないと寝られません」

図22　横向き寝の場合の枕の調整法

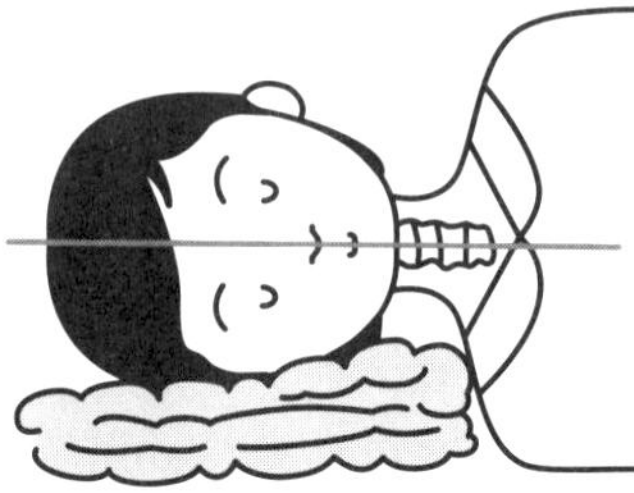

鼻筋と床の面が平行になるようにバスタオルを置き、⑥の（a）・（b）の状態を確認しながら、枕の高さを調整する

それでも、こういう人もいます。その場合、鼻筋と床の面が平行になるようにバスタオルを置き、⑥の(a)・(b)の状態を確認しながら高さを調整します（図22）。

枕について触れたところで、食いしばり習慣をやめる寝る前のアドバイスを紹介します。

①ほっぺたを大きく3秒間だけふくらませます。同時に、上下の歯はできるだけ離し、口は閉じます。10回ほど繰り返して行いましょう

②「眠っている間、食いしばったり、歯ぎしりをしない」と意識する

眠っていても、脳は寝る前に意識したことを覚えています。

このアドバイスは、脳のこの性質を利用した一種の自己暗示です。このように暗示をかけると、眠っていても脳を味方につけることができ、寝ている間の食いしばりを軽減できます。眉につばをつけながらでも、一度ぜひお試しください。

タオルでOK！　前で正しく噛むトレーニングをする

タオルを使い、前で正しく噛む感覚を覚え、楽になることを実感してもらいます。この感覚はセルフケアとして自宅でも行うことができますので、ちょっとした時間を見つけて行うと効果的です。

①タオルを犬歯とその奥にある歯で引きちぎるように、強く噛んでもらいます。口と噛んでいるほうの目は、必ずしっかり閉じます
②3秒ほどしたら、パッと離してもらいます
③いまの動作を、左右10回ほど繰り返してもらいます

注意することは、

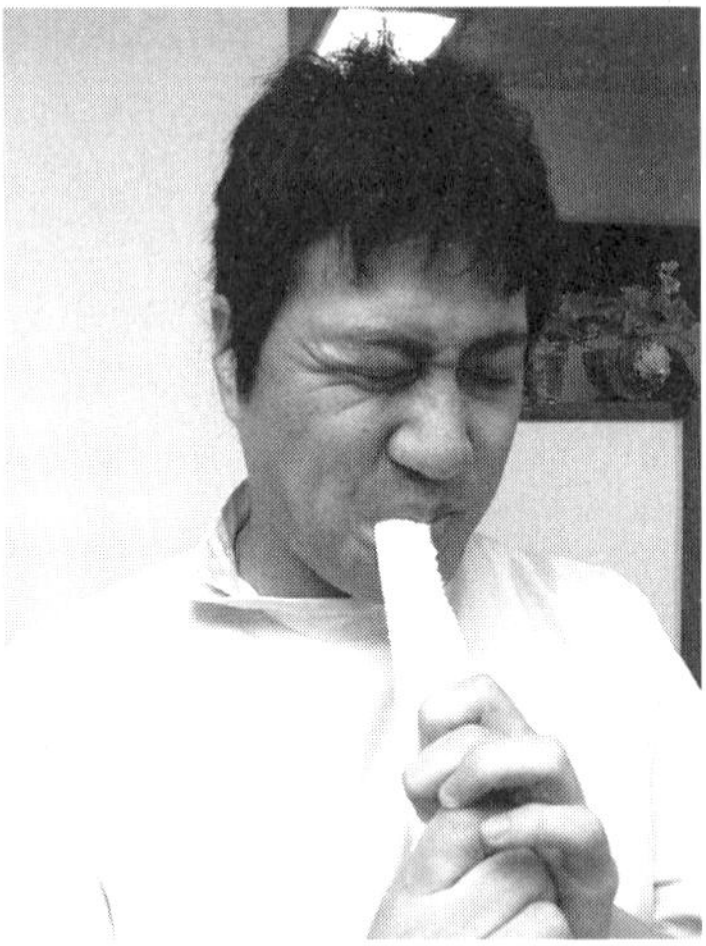

タオルを噛むときはあまり強く噛まないように

①タオルを引っ張り過ぎないように。フランスパンを歯で噛みちぎるイメージで
②タオルを唇で切るつもりで。顔全部の筋肉を使ってください
③できるだけ立って行ってください

「首や肩、それに顎の感じはどうなりましたか？　変わった感じはありますか？」

いまの動作を左右10回ほど繰り返してもらったあと、確認します。

「首や肩が楽になりました。顎も楽になりました。身体もポカポカしてきました。たったこれだけで、こんなに変わるの！」

多くの患者さんが、ビックリします。

なぜ、前歯を使っただけで首や肩、それに顎が楽になるのでしょうか？

引きちぎりの動作は、普段使っていない前歯にかかわる筋肉を使います。前歯にかかわる筋肉を使うと、奥歯でものを噛むときに使う筋肉が休まります。そのことで、首や肩が軽くなったように感じます。同時に口が開くようになり、顎の痛みも軽減するのです。左右それぞれ10回ほど繰り返すだけで、効果を実感できます。

やっているうちに、首や肩がポカポカと温かくなってくることが感じられるはずです。このトレーニングのおかげで、肩がまったく凝らなくなった患者さんもいます。また、詰まっていた鼻がスッキリと通ってきます。

冷え性に悩む女性は多いものですが、このトレーニングは冷え性にも効果があります。タオルは、大きめのほうがやりやすいと思います。口に入れるので、合成界面活性剤を使っていない洗剤で洗濯したタオルを使うようにしてください。

1本のつまようじを前歯でくわえるだけでも驚きの効果が

頭痛や肩凝りの改善には、1本のつまようじを使う方法もあります。

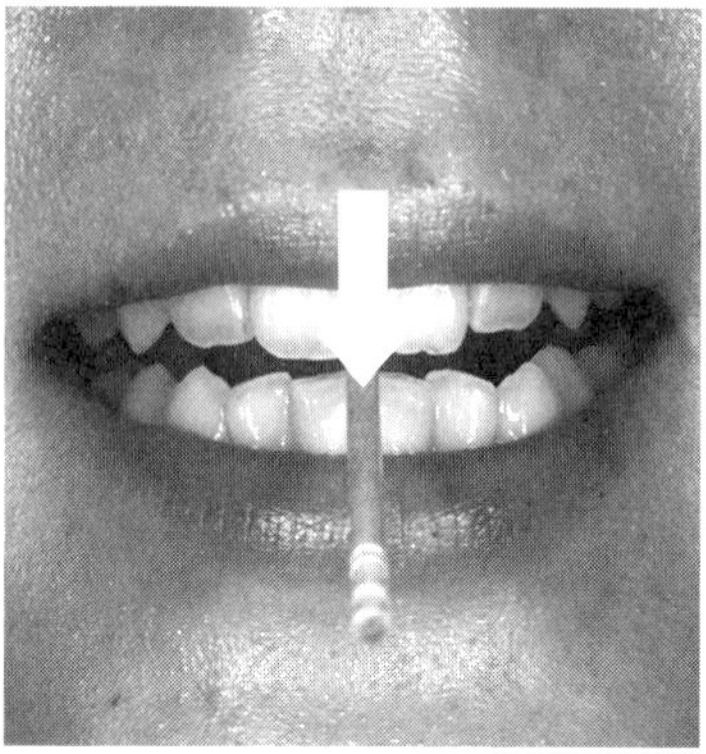

つまようじをくわえるだけで改善する

①つまようじを上の歯の正中の位置に置き、下の歯で軽くはさんでください。下の歯は特に正中を意識せず、自然な状態でけっこうです
②姿勢を正して肩の力を抜き、5分ほど静止します

しばらくすると頭がスッキリしてきて、なかには視界がクリアになったと感じる人もいるでしょう。首や肩がだんだん楽になってきて、身体が温かくなってきます。同時に頭痛が治まってきて、凝り固まっていた肩が軽くなるのを実感するでしょう。これを毎日繰り返していると、冷え性や腰痛も改善してきます。

「私は頭痛持ちだから、常に頭痛薬を持ち歩いています」

こうした人は、ぜひ試してみてください。「頭痛持ち」を卒業できるかもしれません。

この方法は、頭痛が起きそうになったときでも使えます。「あっ、頭痛が起こりそうだ」

と感じたときにこの方法を行えば、頭痛薬など必要なくなることでしょう。

舌の機能向上にはガムを使うトレーニングも有効

ガムを使い、舌の機能を向上させることもできます。ガムトレーニングは、次のような手順で行います（図23）。

①ガムを左右の歯で均等に噛みながら、どちらが噛みにくいか確認します。噛みにくいほうでしばらく噛んでみましょう。これを行うことで片側で噛む癖を直すと同時に、噛む力がつきます

②舌の上で、ガムをボールのように小さく丸めます。これは舌の動きをよくします

③丸めたガムを舌の中央に乗せ、それを上の顎の中央にギュッと3秒ほど押しつけて薄く広げます。円形に広げるのが理想的です。舌の筋力を鍛えます

④ガムを上の顎に押しつけた状態で、唾液を飲み込んでください。正しく飲み込めたとき

図23　簡単にできるガムトレーニング

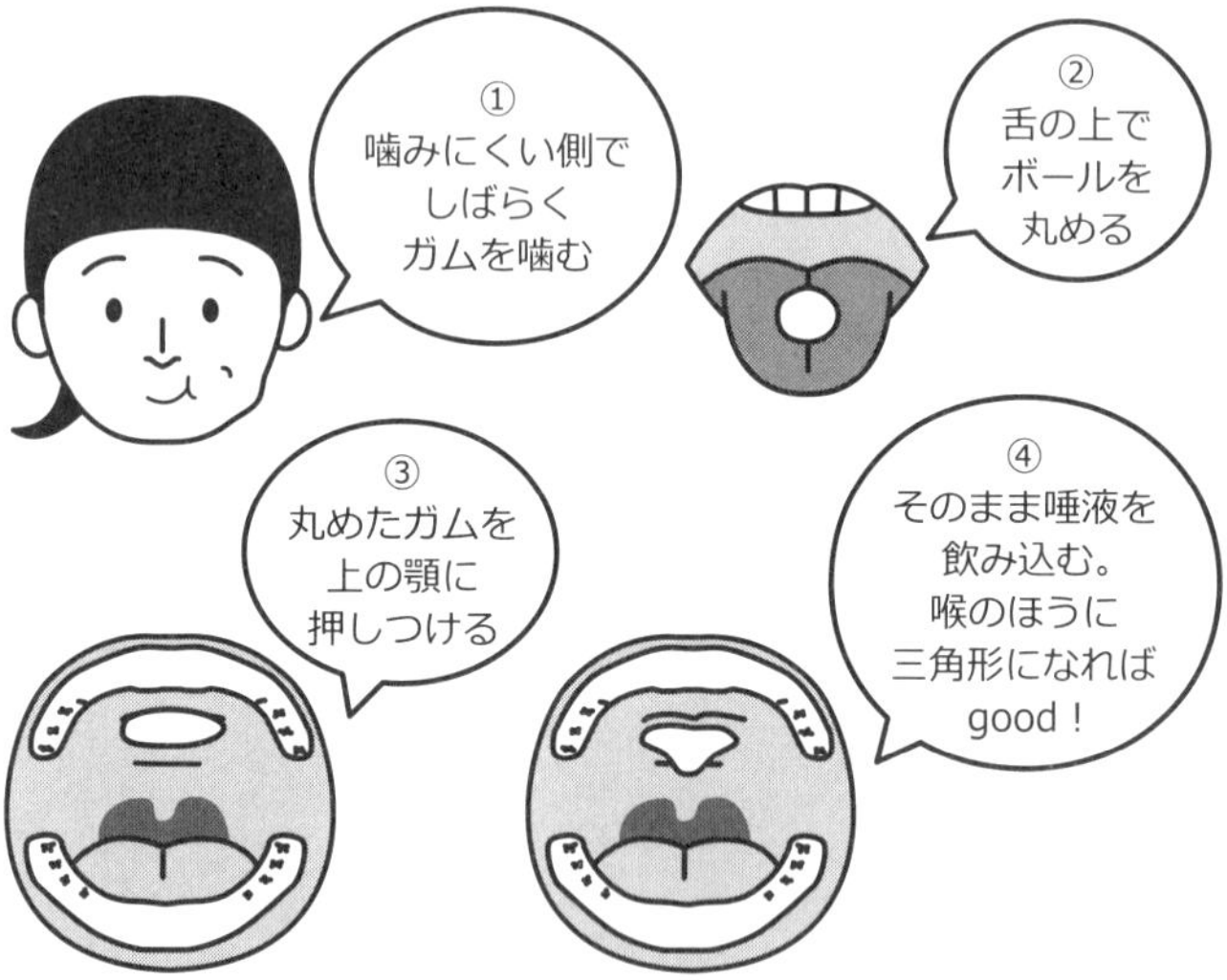
①
噛みにくい側で
しばらく
ガムを噛む
②
舌の上で
ボールを
丸める
③
丸めたガムを
上の顎に
押しつける
④
そのまま唾液を
飲み込む。
喉のほうに
三角形になれば
good！

は、ガムは喉のほうに向かって三角形に流れます。これは飲み込み方の訓練になりますが、ガムは飲み込まないようにしてください

⑤1日に3分間以上行ってください

このガムトレーニングには、「舌の機能の確認」「片側で噛む癖を解消する」「噛む力をつける」「舌の動きをよくする」「舌の筋力をつける」の5つの効果が期待できます。

ガムトレーニングで舌の力がついてくると、舌を正しい位置に維持することも楽になります。使用するガムはお好みでかまいませんが、キシリトール配合の歯にやさしいものだとなおよいでしょう。

マニピュレーションで口の中の緊張がほぐれる

マニピュレーションを簡単にいえば、「口の中のマッサージ」です。

食いしばりは、顎周辺の筋肉を緊張させます。食いしばると口の中は緊張して縮んでしまいますが、マニピュレーションはこの緊張をほぐします（図24）。

ここで紹介するのは、私のオリジナル・マニピュレーションです。自分で簡単にできますので、縮んでしまった口を広げていくようなイメージで行ってください。

①上顎のマニピュレーションは、顎と反対側の親指（左の上顎は右手の親指、右の上顎は左手の親指）を使って行います

②歯の内側に対して片面ずつ直角に押しながら、やや外側に広げる感じで行います

図24　顎を広げるマニピュレーション

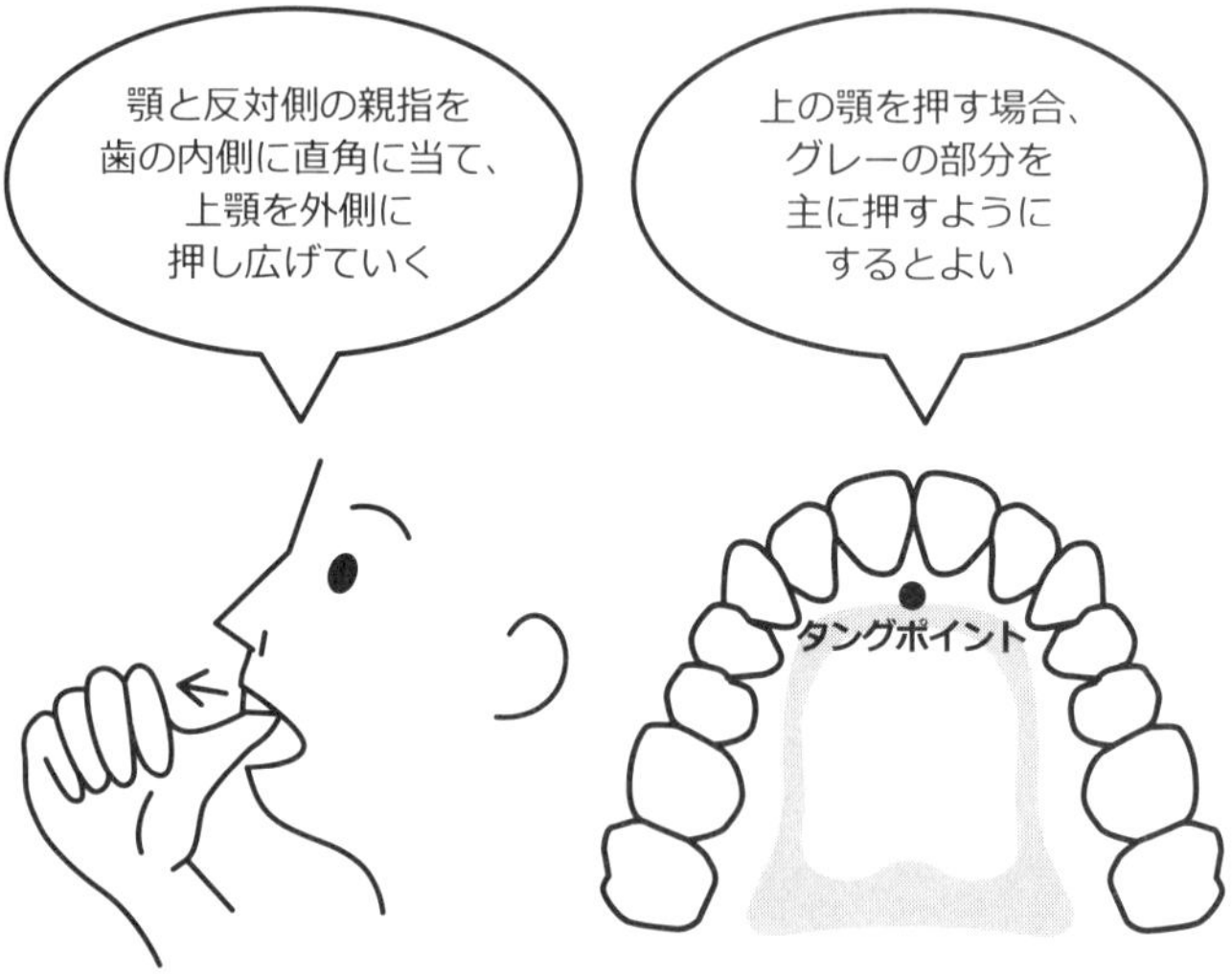
顎と反対側の親指を
歯の内側に直角に当て、
上顎を外側に
押し広げていく
上の顎を押す場合、
グレーの部分を
主に押すように
するとよい
タングポイント

③押して気持ちのよい部位や少し痛みを感じる部位は、長めに押してください。痛くない程度に、ツボを押す要領で行うのがコツです

私の歯科医院では、専門スタッフによる口腔内マニピュレーションを取り入れています。マニピュレーションで緊張をほぐすと、頭痛、肩凝り、腰痛がパッとなくなることがあります。

「口の中をマッサージすることで、こんなに身体の痛みが取れるなんて」

実際に口腔内マニピュレーションを

行った患者さんから、大変好評です。

その他、口の緊張を取り除くには、指先での歯ぐきのマッサージも効果的です。

足首をもむと、口の開閉が即効で楽になる

口を開けにくい場合や、大きく開こうとすると痛みが出るときの即効改善法を紹介しましょう。とても簡単な方法ですので、テレビを観ながらでもできます（図25）。

①まず、左足の足首を直角に曲げてください。足首の前面、ちょうど真ん中あたりに数本のスジが出ます。そこを親指で確認してください。これがもむ位置、中医学の経路に当たります

②足先を元に戻し、親指でこの経路をよくもみます。やや爪を立てるようにしてもむとよいでしょう。少しは痛みを感じると思いますが、不快な痛みではないはずです

③もみながら時々口を開き、もむ前よりも開きやすくなったかどうかを確かめてみます。

図25　足首のもみ方

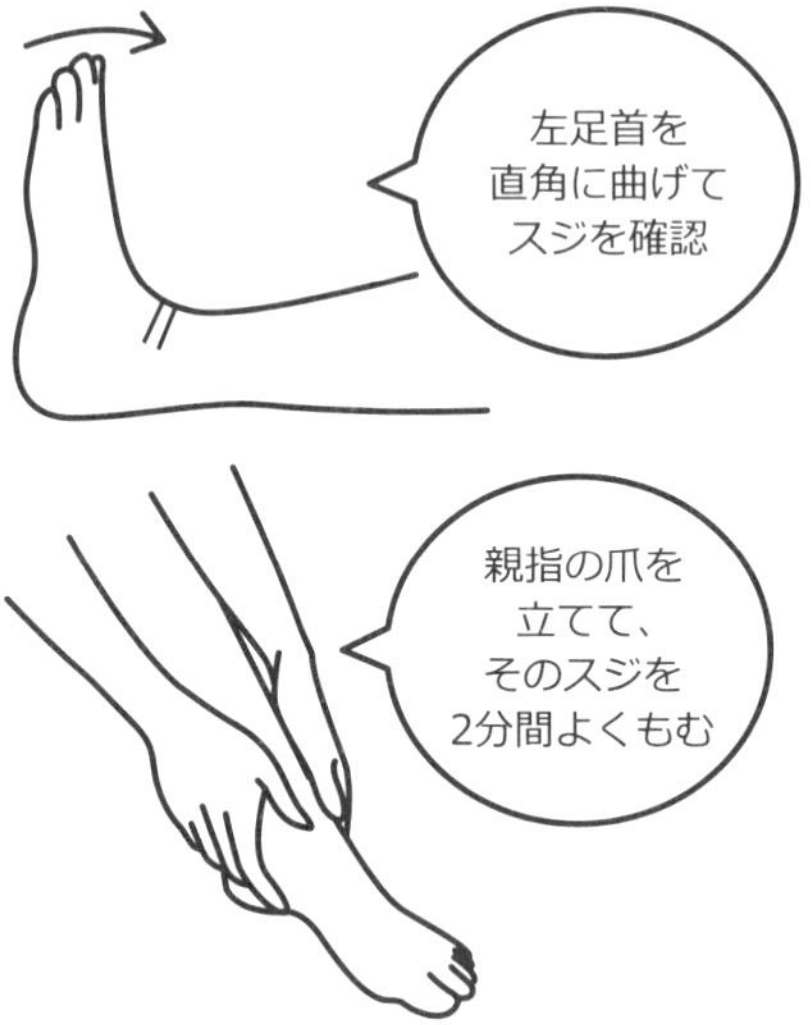
左足首を
直角に曲げて
スジを確認
親指の爪を
立てて、
そのスジを
2分間よくもむ

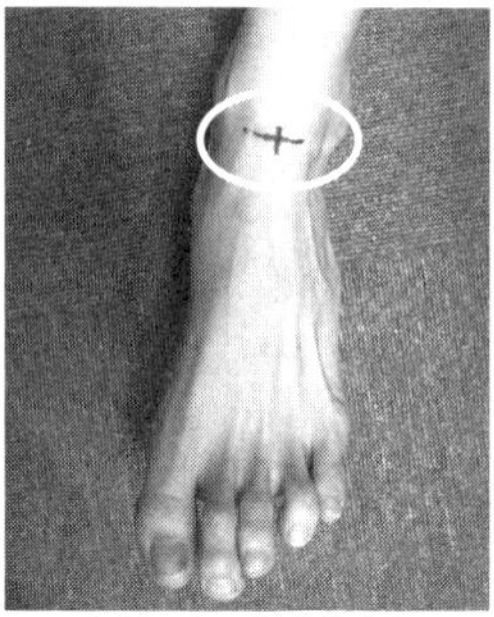

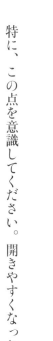

左足の印の部分をもむ

スムーズに開くようになったか、開くときに痛みはどうなったかをチェックします

特に、この点を意識してください。開きやすくなったかどうかは、鏡で確認するとよくわかるでしょう。

この部位を2分ほどもんでいると、ビックリするほど口の開閉が楽になります。顎の付け根や耳の周辺に痛みが出ていた場合も、痛みが軽減します。

ただし、力加減にはくれぐれも注意してください。あまり強くもみ過ぎると、足首そのものが痛くなってしまいます。

ちょっと痛いけれど、気持ちがよい――。

この程度の力加減が基本です。

自分でもむ場合は、足を曲げなければなりません。少しやりづらいかもしれませんが、ご家族に頼んでもんでもらってもかまいません。

付　章

患者さんのための「よりよい歯科医療」を求めて

削る治療から、「歯の未病対策」を広める時代になった――

ここまでの章で、西村式歯科治療のポイントをお話ししてきました。ここで、私が治療で大切にしていること、換言すると「よりよい歯科医療の考え方」を簡単にお話ししたいと思います。

歯科医師になって、ほぼ25年が経ちました。開業当初から顎関節症のエキスパートを目指してきた私は、最初のうちはもっぱら削る治療を行っていました。

「歯は、できるかぎり削らないようにすべきだ――」

これまでの経験を踏まえ、現在の私はこう考えています。

歯を削る治療には限界があるばかりか、多大なリスクを伴う――。

私が変わった理由は、あるときこう気づいたからです。それからはさまざまな治療法を学び、その後さらに試行錯誤を重ね、ようやくいまの治療法に辿り着きました。

「歯は、削ったら最後です。削ってしまえば、歯が再生することは決してありません。どうしても必要な場合のみ、やむを得ず削るのです」

患者さんにお話しすると、あらためて驚かれることがあります。

これは歯科医師であれば誰もが知る事実ですが、患者さんはその事実をあまり認識していない現実があります。削ってしまってよくならなかった場合どうしますか？

「削ったところを元に戻してほしい」

患者さんがいくら訴えても、元どおりにはできません。考えてみれば、これほどリスクの高い治療はありません。

とはいえ、口腔内の健康から、どうしても削らなければならない場合もあります。そうした場合はいきなり削るのではなく、まず患者さんにきちんと説明することが重要です。なぜ削らなければならないのか、どれくらい削る必要があるのか、「歯を削る」という行為にどのようなデメリットがあるのか……。

こうしたことをすべて話して、納得してもらったうえで最小限度に削る。これが、これからのよい歯科医師の条件となるでしょう。

歯科でも早期治療が重要ですが、実現には「予防歯科」に力を入れる必要があります。現在のところ、患者さんは歯の具合が悪くなってから歯科医院の扉を叩きます。予防歯科の重要性をまず患者さんに理解してもらい、健康なときから定期的に予防ケアをし、少しでも怪しい歯は素早く治療するようにしましょう。

今後、予防歯科の重要性は増すばかりですが、まだまだ普及していません。まずは歯科医師が治療方針を見直し、「歯の未病対策」を広めていく必要があると考えています。

歯だけでなく、患者さんのすべてを診る歯科医療が求められている

これまで眼科医なら目だけ、耳鼻科医なら鼻や耳だけ、そして歯科医なら歯だけという姿勢で治療を行ってきました。大学では西洋医学に基づく細分化された医療を学び、それを信じて治療を行ってきています。

しかし、この「科」という考え方が、医療をひどく複雑にしてしまいました。そればかりか、肝心の患者さんたちは症状が改善されないまま取り残されています。

「歯科医師も歯だけでなく、患者さんのすべてを診る治療が求められている——」

私はこう考えています。

「歯科医師が全身を診る必要はない。歯だけを診ていればよい」

こうした考え方は依然としてあるでしょうし、そう反論される先生もおられるでしょう。

「自分は歯科のことだけ学んできたから、全身のことなどわからない」

なかには、こんな不安を覚える先生もおられるかもしれません。

本書でお話ししてきたように、口の中の状態や歯を治すだけで、現実に全身のつらいさまざまな症状が改善します。もはや、歯科医は歯だけを治せばよいという時代ではなくなってきているのです。

全身を診ると、歯だけを診ていたときよりも、さらに多くのことがわかります。そこから、「真に治療すべきは何か?」が見えてきます。

簡単に歯を削ったり、簡単に処方箋を出したり、自分の都合のよい治療を行うのがよい歯科医師ではありません。患者さんにとって何がよいのか、どうＱＯＬ（Quality of Life

＝生活の質）を上げるのか……。

患者さんを中心に置いてここを考え、トータルで支えることができるのがよい歯科医師ではないでしょうか。

患者さんを考えた歯科医療は、触診に始まり触診に終わる

患者さんのすべてを診る歯科医療では、触診の持つ意味が重要です。

私は、患者さんが痛みを感じている部位に実際に触れ、どれくらい悪いのかを診ます。また、その場で顎や歯の調整をしながら、痛みが軽減されているか、まだ悪いところはないかについても、触診しながら確認します。

私は、これまで1000人を超える患者さんの治療を行ってきました。

その経験から、少し触れただけで痛みの度合いがわかります。どれだけ筋肉が緊張しているか……。これがすぐにわかるのです。

マウスピースの調整も、触診しながら行います。

マウスピースを少し調整し、口に入れてもらって触診します。調整した結果、身体にどのような変化が生じたかを確認し、不具合があれば再度調整します。

患者さんが最も呼吸しやすく、下顎が安定するまで。さらには、正しい姿勢になるまで触診・調整を繰り返します。こうした調整を繰り返すと、痛みもおのずと楽になっていきます。

噛み合わせの調整で、マウスピースを使う歯科医師もいます。

いつまで経っても症状が改善されず、ともすればマウスピースの調整だけに1年もかかってしまうケースがあります。その理由こそ、マウスピースを入れる際、歯科医師はよくなっているか、悪くなっているかを触診で確認しないことにあります。

すべての治療が終わると、私はもう一度触診をします。その触診で、患者さんの痛みがどれくらい緩和されたかを確認します。

「患者さんのことを考えたよりよい治療は、触診に始まり触診に終わる――」

こういっても、決して過言ではありません。

患者さんのことを考える歯科医師なら、この考えに賛同していただけると確信します。

患者さん自身が「楽になった」と実感しなければ、治療とはいえない

ほとんどの医師は、治療をした後で患者さんにこう言います。

「これで楽になると思いますから、様子をみてください。お大事に」

しかし、患者さんはどうなのでしょうか?

患者さんは、「しんどい」「早く楽になりたい」と思って来院します。

治療を受けても楽にならなかったら、来院の目的は達成されていないことになります。

そして、来院したときとほとんど変わらない状態のまま帰されてしまいます。

「医師の言う通り、数日後には楽になっているかもしれない」

確かに、患者さんにもこうした思いがあるかもしれません。

しかし、私はこのような治療はしません。必ず、患者さんが「楽になった」と実感したことを確認してから帰ってもらいます。

絶望的な表情で来院した患者さんが、帰るときには別人のような笑顔になっている……。

こうした例は数え切れないほどあります。

これまでいくつもの病院を訪ね歩いてきた患者さんは、ワラにもすがる思いでいます。いわば、ギリギリの精神状態にあるわけです。

そうした患者さんにとって、「身体が楽になった」という実感がどれほど大きな喜びかはかりしれないものがあります。このことが不安に打ちのめされていた患者さんの心を、たちどころに前向きに変えてしまいます。

心のあり方が、免疫力や自然治癒力に影響を与える――。

現在、この事実は誰もが知っています。

歯科治療に限りませんが、よりよい治療のために医師と患者さんの信頼関係は決して欠かすことができません。

「身体が楽なった」実感を得た患者さんは元気づけられ、医師との間にも信頼関係が生まれ、おのずと治療に前向きになります。このメンタルが、治療効果を高めることにもつながります。

丁寧に患者さんの話を聞くところから始まり、確実に患者さんが「楽になった」と実感できるところまで持っていく――。

私のモットーでもあり、深く肝に銘じていることでもあります。初診の段階でこのような診療ができれば、その後の治療もスムーズに進めていくことができます。

西村式歯科治療は、実践する歯科医が全国で着実に増えています。次に、そうした歯科医師を紹介したいと思います。

他の治療と併用することで相乗効果が生まれます

いそわき歯科　**磯脇浩二**

以前から「全身と噛み合わせ」の関係には興味がありました。西洋医学では解明できない点が多々あり、たくさんの先生が勉強会を開いているなかで、西村式歯科治療法は信頼できると思いました。そこで西村先生の診療所に何度か出向き、マンツーマンで懇切丁寧に指導していただきました。現在は年に3〜4回開かれる大阪での勉強会に参加し、西村先生からご教示いただいています。

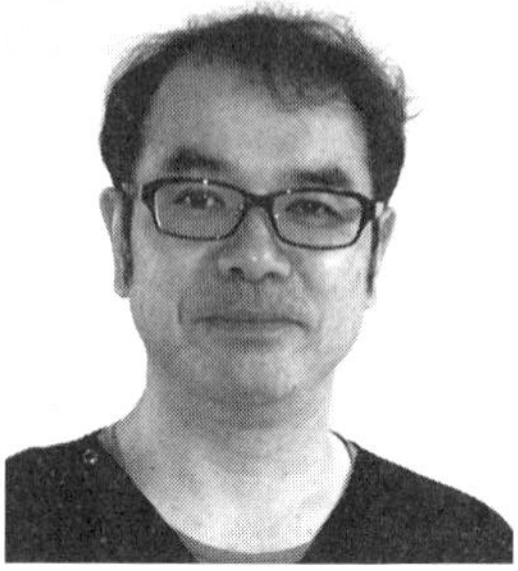

西村式歯科治療を導入して約7年になりますが、西村式歯科治療法は常に進化しています。処置後の効果は、歯科医師も患者さんも確認することができるため、患者さんには納得した形で装置を使用してもらっています。

私の歯科医院でも年々治療効果が上がっており、実際に多数の患者さんの症状が軽減しています。特に歯ぎしりや食いしばりを防止する夜用スプリントの効果は絶大です。顎関節部の痛みや原因不明の疼痛、頭痛、肩凝り、知覚過敏の防止や、場合によっては歯周病の改善（歯周ポケットが浅くなる）まで効果が出ているケースがあります。

以前は「噛み合わせがおかしい」といって来院してきた患者さんには、歯を削って噛み合わせの調整をすることが多々ありましたが、現在は削ることはありません。歯を削ると削ったほうに噛み合わせがずれて、逆に悪くなる可能性が高いです。

また、西村式歯科治療を併用することで他の治療の効果も上がってきています。特にインプラント治療後にマウスピースを装着してもらい、インプラント部に過剰な力がかからないようにすると予後安定に効果的です。

近年、女性を中心にさまざまな要因から起こる歯ぎしり、食いしばりで痛みを訴える方、特に頭痛・肩凝りなどを中心とした不定愁訴を訴える方が増えています。今後ますます西村式歯科治療の需要は増えてくると確信します。

私もそうしたなか、できるだけ西村先生の技術に近づけるよう日々研鑽し、多くの患者さんの問題解決の手助けができればと考えています。

暗く不安げに来院した患者さんが、この治療でどんどん明るく元気な笑顔になっていく

ウエストデンタルクリニック　**大神京子**

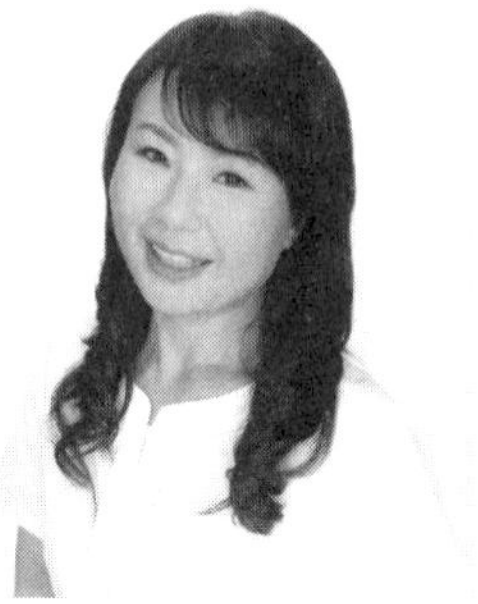

「『どこも悪いところはない。気のせいだから、精神科に行け』と言われたんです」

片道2時間かけて来院されたその方は、涙をボロボロこぼしながら、こう訴えられました。顎関節症の患者さんでした。何軒もの歯科医院や内科、整骨院、大学病院にも通っていましたが、まったく改善は見られなかったそうです。

「また、お寿司が食べられるようになりたい……」

ポツンと、こう言われたのをよく覚えています。

こうした患者さんが来院されると、以前の私なら途方に暮れていました。「何とか助けになりたい」と思いつつも、治せるかどうか自信がなかったのです。

歯科医仲間が集まると、自然とそれぞれが抱えている難しい症例についての話になります。多くの歯科医が悩んでいるのが、顎関節症の治療です。大学で勉強した通りに治療しても、大学病院に紹介しても、なかなかよい結果が出ません。数年前まで、私もそうした歯科医の1人だったのです。

「大丈夫！　すぐお寿司が食べられるようになりますよ」

いまなら、自信を持って言えます。西村式歯科治療と出会ったからです。

西村式歯科治療の最もすごいところは、その日、その場で患者さん自身が「よくなりそう」と実感できるところです。実際、8割以上の患者さんが、わずか数回の通院で治ってしまいます。しかも、口のなかや顎関節だけでなく、偏頭痛や肩凝り、腰痛等の全身症状までウソのようによくなるケースが多々あります。

最初は暗く不安げに来院した患者さんが、どんどん明るく元気な笑顔になっていきます。歯科医として、その笑顔ほど嬉しいことはありません。

西村先生はいっさい出し惜しみせず、ご自分の知識や技術を丁寧にご教示くださいます。西村先生のご指導のもと、1人でも多くの患者さんを笑顔にできるように精進したいと考えています。

シンプルな治療なのに、効果は絶大。特に夜用スプリントは効果抜群！

辻歯科医院　**辻 浩洋**

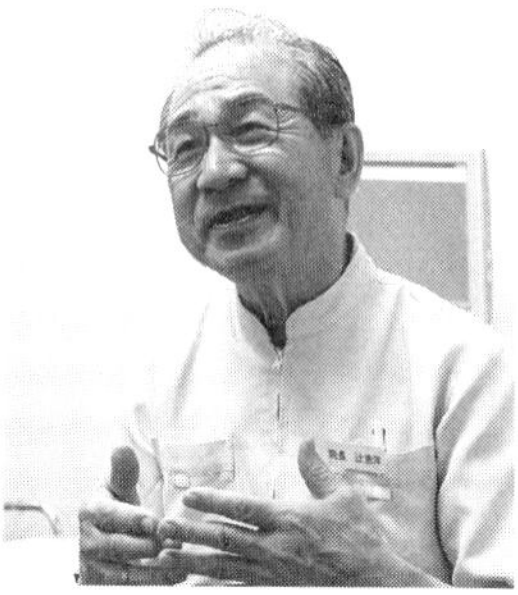

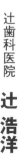

私は、昭和50年に開業しました。そのかたわら、城西歯科大学（現・明海大学歯学部）の薬理学教室の佐藤精一教授のもとで、ステロイドホルモンの研究をしていました。

歯科医療では補綴と保存、そして歯内治療が大きなパートを占めます。それらは時間と労力ばかりかかり、なかなか自分の納得のいく成果が得られませんでした。診療と、自分が本当にやりたい研究を両立させるために苦労しました。

治療では、根管治療を通じ、1本1本の歯の治療がいかに難しいかを身にしみて実感しています。それだけに治療結果がよく、患者さんに喜んでもらったときの喜びはひとしおです。手前味噌で恐縮ですが、2007年発行の雑誌で、虫歯と歯周病治療の分野で関東1位に掲載されたこともありました。

歯科医療は患者さんの全身の健康増進につながること、そしてそのことを患者さんに喜んでもらうことが一番の目的であると思っています。

そのためには不定愁訴の改善が必要になり、顎関節症の治療が不可欠です。グループを作ってシカゴに行き、米国の歯科医学会の先生の指導も受けました。残念ながら、患者さんには、治療の結果を十分に喜んでもらえませんでした。

暗中模索のなかで西村先生を知り、ＤＶＤを何度も見直して勉強しました。実践する前に先生から直接話を聞きたいと思い、大阪大学の研究所で開催された講演会に参加しました。以後、西村先生のご指導をいただいています。

西村式歯科治療はシンプルで、装置も簡単に作れます。しかし、効果は絶大で、特に夜用スプリントは抜群です。これまで約３００人の患者さんを治療してきましたが、ほとんどの患者さんで症状が改善しました。

現在、顎関節部や歯肉、頬、肩などを触れることで、筋肉の緊張具合がわかるようになりました。そのことで、治療成績が一段と向上しました。今後とも西村先生のご指導を受けながら、よりよい結果を求めて一歩一歩進んでいく所存です。

おわりに——患者さんのために、医療の枠を超えて西村式歯科治療の普及を——

さまざまな悩みの患者さんの状態を改善しきれず、人知れず悩みを抱えている歯科医師は少なくないでしょう。

「何度治療しても、同じ症状で患者さんが来院する。どう治療すればよいのかわからない」

内科や耳鼻科、頭痛専門外来、それに精神科や心療内科の先生方にも、こんな思いの先生も少なくないはずです。

「患者さんのために、医療に携わるすべての人に西村式歯科治療の普及をはかりたい」

私には、この願いがあります。

歯科関係者はもちろん、整形外科や大学病院の先生、接骨院や整骨院の関係者……。

対象として、こうした方々を考えています。

接骨院や整骨院の施術者は、国家資格（柔道整復師や鍼灸師・あん摩マッサージ指圧師）

を持っています。その資格では、口腔内を触る医療行為は違反になります。それでも、患者さんのために、お互いに手を携える余地は十分にあると思います。

西村式歯科治療を知っていただければ、歯科以外の先生方も、治療してもよくならない患者さんに食いしばりについて説明することができます。自分で治療できなければ、治療できる歯科医師を紹介することもできるでしょう。

それは最終的な目標として、まずは歯科医師からです。

多くの歯科医師に、このような考え方と治療法があることを知っていただきたい。それだけでも、意味がある——。

この思いから、私は定期的に勉強会や講演会を開いています。本書を書いた理由も、ここにあります。

現在、西村式歯科治療を実践している歯科医師が九州地方や関東地方にいます。どの歯科医師も、勉強会などでノウハウをしっかり学んだ歯科医師ばかりです。

細かい点において多少の個性があったとしても、基本的な考え方と治療は同じです。もし、病院に行ってもまったく効果が得られずに悩んでいるようなら、一度、門戸をたたいてみてください。

「西村式歯科治療に関心がある。実践している歯科医院を知りたい」

こう患者さんが思われれば、当院までお問い合わせください。

あるいは、相談に直接来院してもらっても結構です。当院には、遠方から訪れる患者さんも少なくありません。治療は3～4回で終わることが多いため、遠方からでも負担は少ないと思います。

よくなるかどうかわからない近くの病院に半年、1年と、長い期間にわたって通う……。このことを思えば時間的にも経済的にも、そして何より精神的にも負担が軽くなります。

普及のために、西村式歯科治療はすべてをオープンにしています。

歯科医院の見学も、予約さえしていただければ自由です。歯科医師でも、患者さんでも、関心がある方は一度見学に来院ください。

2017年10月

著者記す

【参考文献・資料】

『「食いしばり」をやめれば不調はよくなる！』（現代書林・西村育郎）
『頭を５㎝ずらせば腰痛・肩こりはすっきり治る！』（角川マガジンズ・綾田英樹）
『口を閉じれば病気にならない』（家の光協会・今井一彰、岡崎好秀）
『デンタルダイヤモンド　２０１６年11月号』（デンタルダイヤモンド社）
『歯と全身に効く「かみ方」の秘訣』（海苑社・石幡伸雄）
『一生元気でいたければ足指を広げなさい』（あさ出版・湯浅慶朗）

「食《く》いしばり」をなくせば頭痛《ずつう》・肩《かた》こり・顎関節症《がくかんせつしょう》はよくなる！

2017年11月20日　初版第1刷

著　者………………西村育郎《にしむらいくお》
発行者………………坂本桂一
発行所………………現代書林
〒162-0053　東京都新宿区原町3-61　桂ビル
TEL／代表　03（3205）8384
http://www.gendaishorin.co.jp/
カバーデザイン……吉崎広明（ベルソグラフィック）
本文デザイン………小松デザインオフィス
イラスト……………長尾佳子
編集協力……………有限会社　桃青社

印刷・製本：㈱シナノパブリッシングプレス
乱丁・落丁本はお取り替えいたします
定価はカバーに
表示してあります

ISBN978-4-7745-1667-7　C0047